Fritz Andina

Die freien Hauttransplantationen

Mit 46 Abbildungen

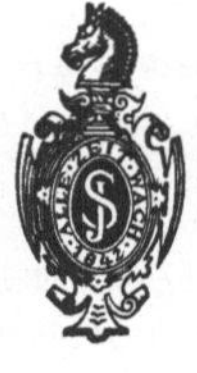

Springer-Verlag

Berlin · Heidelberg · New York 1970

Priv.-Doz. Dr. FRITZ ANDINA
Dozent der Universität Bern

ehem. Chefarzt der Chirurgischen Abteilung
des Osp. Distrettuale, Locarno

Locarno, Palazzo City, Via della Pace 1b

ISBN-13: 978-3-642-92993-9   e-ISBN-13: 978-3-642-92992-2
DOI: 10.1007/978-3-642-92992-2

Vorwort

Die freien Hauttransplantationen stellen nicht nur einen wichtigen Teil in der täglichen Arbeit des Plastikers dar, sondern sind seit Jahren zunehmend zum unentbehrlichen Rüstzeug des Allgemeinchirurgen geworden. Dieser sieht sich daher gezwungen, mit dem Ausbau und der Verfeinerung der Technik in dieser Materie Schritt zu halten. An ihn richtet sich daher die vorliegende Monographie mit an erster Stelle, in der Hoffnung, ihm in dieser Bestrebung dienen zu können.

Bei aller Knappheit, die in der Darstellung angestrebt wurde, mußte doch auf viele Einzelheiten, vor allem der Technik eingegangen werden, ist doch die plastische Chirurgie im allgemeinen und die Technik der freien Hauttransplantationen im besonderen trotz aller Großzügigkeit, die sie in der Konzeption gewährt, eine Kunst des Details. Beim heutigen Stande der Technik genügt es nicht mehr, ein Hauttransplantat schlecht und recht zur Anheilung zu bringen. Vielmehr muß je nach Sachlage des Einzelfalles ein Optimum an funktioneller und ästhetischer Qualität des Hauttransplantates gefordert werden, will man über jenen Stand hinausgelangen, der schon vor Jahrzehnten Allgemeingut eines jeden Chirurgen war. Gerade dazu aber bedarf es der Verfeinerung der Technik. Um aber den mannigfachen Erfordernissen das notwendige Verständnis entgegenbringen zu können, schien ein Einblick in das histologische Geschehen bei der Anheilung eine notwendige Voraussetzung. Den entsprechenden Kapiteln wurde daher eine besondere Pflege zuteil. Das dargestellte Anschauungsmaterial (Mikrophotos) stammt ausschließlich aus eigenen Studien, die Verf. zum Teil und in engerem Rahmen schon in einer früheren Arbeit veröffentlicht hatte*. Was die Bezeichnung der Lappendicken betrifft, so besteht in der internationalen Literatur einige Verwirrung. Verf. macht daher konkrete Vorschläge für eine einheitliche Terminologie, denn Klarheit in diesem Punkte ist die Voraussetzung für jedes gegenseitige Verständnis.

Zum Schlusse möchte Verf. noch dem Springer-Verlag für sein freundliches Interesse danken, das er ihm bei der Herstellung dieser Monographie bekundete.

Locarno-Tegna, März 1970 Fritz Andina

---

* Ergebn. Chir. Orthop., Bd. 38, 1953.

Inhaltsverzeichnis

Die Geschichte der freien Hauttransplantationen 1
Histologische Vorgänge bei der Anheilung freier Hauttransplantate . . 6
Physio-Pathologie der Anheilung 15
Die verschiedenen Arten der freien Hauttransplantation 20
  Einteilung und Namengebung 20

Die Technik der freien Hauttransplantationen

Allgemeine und lokale Vorbereitung des Patienten auf die Transplantation 25
Die lokalen Voraussetzungen für die Anheilung 25
  a) Allgemeine Gesichtspunkte 25 — b) Die Vorbereitung der *frischen*
  Wunde auf die Transplantation 26 — c) Die Vorbereitung der *granu-*
  lierenden Wunde auf die Transplantation 27 — d) Die Beurteilung der
  Transplantationsbereitschaft 28

I. Die Flächenlappen-Plastik

  1. Transplantation von Spalthautlappen 32
    Die Entnahme der Hautlappen / Wahl der Entnahmestelle 32
    Die Vorbereitung der Haut an der Entnahmestelle 33
    Die Desinfektion der Haut 34
    Die Anaesthesie 34
    Die Technik der Lappenentnahme und die verschiedenen Schneide-
      geräte 35
    Technische Einzelheiten für den Gebrauch des Padgett-Hood-Der-
      matoms 38
    Einzelheiten zur Einstellung der Lappendicke 44
    Vor- und Nachteile der verschiedenen Schneidegeräte 45
    Die Versorgung der Entnahmestelle 46
    Die Transplantation 48
      a) Maßnahmen, die der Aufpflanzung unmittelbar vorausgehen 48
      b) Die Aufpflanzung des Lappens und die verschiedenen Verbands-
      methoden 56 — c) Die Wahl der Verbandsmethode 52 — d) Der
      erste Verbandswechsel 59 — e) Die Verbandswechsel für die
      Spenderwunde 60 — f) Die Behandlung der Entnahmestelle bei
      kompliziertem Heilungsverlauf 61 — g) Endzustand nach Ab-
      heilung der Entnahmestelle 61
    Die Überthierschung („Overgrafting") 62

2. Die Transplantation von Vollhautlappen (Lawson-Wolfe-Krause) . 63
Die Lappenentnahme und die Versorgung der Entnahmestelle . . 64
Die Aufpflanzung und der erste Verband 65
Erster Verbandwechsel und weitere Behandlung 66
3. Die freie Cutistransplantation 66
Anatomisch-physiologische Vorbemerkungen 67
Geschichtliches 67
Die klinische Verwendung der freien Cutisverpflanzung 68
Histologische Veränderungen der eingepflanzten Cutis 71
Die Cutis-Umkehrplastik nach Hynes 72

II. Die Insellappen-Plastik
1. Die Reverdin-Plastik 75
2. Die Davis-Plastik 78
3. Die „postage-stamp"-Methode 78
4. Die Maschenlappen-Plastik („Mesh skin graft" nach Tanner-Vandeput) 78
5. Die Braunsche Hautpfropfung 80
6. Die Epithelaussaat nach Mangoldt-Fiddes 81
Die Wiedererlangung der Sensibilität transplantierter Haut 82

Die Homotransplantation der Haut
1. Einleitung 84
2. Klinischer Verlauf bei der Homotransplantation 85
3. Histologische Vorgänge nach Aufpflanzung von Homotransplantaten 86
4. Bisher geglückte Anheilungen von Homo-Transplantaten beim
Menschen 91
5. Der Mechanismus der Abwehrreaktion 93
6. Versuche, die Körperabwehr zu hemmen 97
7. Klinische Verwendungsmöglichkeiten 99

Die Konservierung von Hautlappen 101
Die Lyophilisierung der Haut 103
Resultate mit lyophilisierter Haut 103
Die Antigenwirkung homologer lyophilisierter Haut 104
Das Problem der Hautbank 104

Indikationen zur Hauttransplantation
I. Allgemeine Gesichtspunkte
Vor- und Nachteile der verschiedenen Lappen 107
Die Schrumpfung der eingeheilten Hautlappen 110

Nachteile der Insellappen-Plastik gegenüber der Flächenlappen-Plastik 111
Die provisorische Thierschung. (Die Hautlappen als „physiologischer
     Verband") 112

II. Spezielle Indikationen
  1. Hautersatz bei frischen Verletzungen 113
  2. Hautersatz nach Ausschneidung pathologischer Hautgebilde . . . 115
     a) Naevi, Hämangiome   115 — b) Die Narben-Excisionen   115 —
     c) Carcinome   117
  3. Deckung granulierender Wunden 118
     Hauttransplantation nach Verbrennungen 118
     Indikationen zur Auto- und Homotransplantation der Haut nach
         Verbrennungen 124
     Zustände nach Ausschneidung entzündlicher Herde (Karbunkel
         usw.) 126
  4. Die freie Hautverpflanzung im Rahmen plastischer Operationen   . 130
  5. Freie Hauttransplantation an speziellen Lokalisationen 132
     a) Kopfschwarte   132 — b) Augenlider — Orbita   133 — c) Vagina
     134 — d) Männliche Genitalien   134 — e) Ulcus cruris und Elephan-
     tiasis der Unterschenkel   135

Literaturverzeichnis
     Freie Autotransplantation der Haut   137
     Homotransplantation, Konservierung und Lyophilisierung der
     Haut 142

Sachverzeichnis 145

Die Geschichte der freien Hauttransplantationen

Nach John Staige Davis [50] sollen schon die alten Inder z. Z. Buddhas freie Hauttransplantationen mit Erfolg vorgenommen haben. Obwohl nichts Genaueres darüber in Erfahrung zu bringen ist, erstaunt diese Mitteilung an sich nicht, denn wir kennen aus der „Ajurveda" (altindische Schrift) den hohen Stand der Plastischen Chirurgie zu jener Zeit.

Im Abendlande erkundigen wir uns vergebens bei Celsus*, Galen* und Paul von Aegina*, deren Vermächtnisse über die „chirurgia curtorum" ja höchst sparsam sind. Auch der ausführlichere G. Tagliacozzi (1546—1599) von Bologna, der in einem größeren zweibändigen Werk „de curtorum chirurgia per insitionem" [145] den damaligen Stand dieser Kunst dargestellt und dabei vor allem auch die Erfahrungen seiner Vorgänger Branca (Vater und Sohn), Vianeus, Alex. Benedictus u. a. ausgewertet hat, berichtet nichts über freie Hautverpflanzungen.

Einen Hinweis auf diese finden wir erst bei Altmeister Joh. Friedr. Dieffenbach (1792—1847) [51], der allerdings resigniert bekennt: „Sämtliche Versuche, welche ich bei Menschen mit ganz getrennten Hautstücken anstellte, mißlangen, bis auf ein paar Fälle, wo irgendein kleiner Winkel des transplantierten Lappens erhalten wurde", usw. (zit. nach Zeis, p. 47).

Weiter findet man in der alten Literatur zahlreiche Beschreibungen von der Anheilung abgetrennter Fingerkuppen, Nasenspitzen und Ohrläppchen, aber all das gehört, wie wir später sehen werden, nicht in das eigentliche Gebiet der freien Hauttransplantationen, denn abgesehen davon, daß diese Fälle nicht nur die Haut, sondern auch das darunterliegende Unterhautzellgewebe usw. betrafen, handelte es sich hier um Wiederanheilungen und nicht um Verpflanzungen. Dasselbe gilt für den von Velpeau im Jahre 1836 beschriebenen Fall, der seiner Originalität wegen zitiert sei (Zeis, p. 54):

„Der Akademiker Mr. Gorsse hatte sich ein Stück Haut vom linken Zeigefinger abgeschnitten. Es fiel auf die Erde. Der Kranke legte es auf die Wunde und lief zu Velpeau. Beim Abnehmen des Schnupftuches fiel es noch einmal ab. Velpeau befestigte es mit Kompressen ohne Nähte. Abstoßung der oberflächlichen Schichten der Oberhaut. Vollständige Anheilung."

Hier sehen wir doch immerhin 2 Eigentümlichkeiten der Epidermis festgehalten, und zwar einerseits die unerhörte Anspruchslosigkeit und Vitalität abgetrennter Teile — denen weder die Erde noch das Schnupftuch etwas anhaben konnten — und andererseits sehen wir die Abstoßung der oberflächlichen Schichten beschrieben, wie sie auch bei der Anheilung der überpflanzten Haut zu beobachten ist.

---

* Siehe bei E. Zeis [165].

Die erste, einigermaßen wissenschaftliche Arbeit erschien 1804 und war von Giuseppe Baronio verfaßt („Degli Innesti Animali") [12]. Baronio entnahm an der Schwanzwurzel eines Schafes 2 Hautstücke gleicher Form und Größe (ohne subcutanes Fettgewebe) und pflanzte diese sogleich auf der Gegenseite des Schwanzes wieder ein. In einem weiteren Experiment ließ er zwischen Ausschneidung und Wiedereinpflanzung 18 min verstreichen; in einem dritten Experiment endlich ließ er bis zur Wiedereinpflanzung 1 Std vergehen und außerdem das Subcutangewebe am Hautlappen haften. Alle Lappen seien angeheilt. 1823 berichtete Bünger von Marburg über eine teilweise geglückte Hauttransplantation. Dabei wurde ein Stück Haut vom Oberschenkel zur Überhäutung eines Nasendefektes benützt. Pancoast vom Jefferson Medical College und Warren (Harvard University) sollen um die Mitte des 19. Jahrhunderts Hautlappen frei verpflanzt haben.

Das große Verdienst, die erste brauchbare Methode für Verpflanzungen beim Menschen angegeben zu haben, gebührt jedoch Jacques Louis Reverdin (1842—1929). Er hatte an granulierenden Wunden beobachtet, wie von zufällig zurückgebliebenen Epithelinseln aus eine allgemeine Epithelisierung durch allseitige Ausbreitung dieser Zentren erfolgte. Dies brachte ihn auf den Gedanken, solche Epithelinseln künstlich über die Wunde auszustreuen.

Reverdin beschrieb eine Überpflanzung, die er bei einem 35jährigen Patienten nach einer Skalpellierung längs des ganzen Vorderarms vorgenommen hatte. Er entnahm vom rechten Arm des Patienten 2 kleine Hautstückchen von etwa 1 mm² Größe. Nach einigen Tagen waren die beiden nahe aneinanderliegenden Stückchen noch am Orte, trotz reichlicher Sekretabsonderung. Der Verband erfolgte durch Diachylon-Bandage. 3 Tage später pflanzte er ein weiteres Hautstückchen von 3—4 mm² auf. Nach 4 Tagen hatten sich die zwei ersten Hautstückchen durch Ausdehnung vereinigt, nach weiteren 7 Tagen waren alle 3 Hautinseln miteinander vereinigt und bildeten eine weißliche Epithelplatte, genauso wie das neugebildete Epithel am Rande von Wunden. Der Fall wurde 1869 in der Société Impériale de Chirurgie in Paris vorgestellt und im Bulletin de la Société Impériale de Chirurgie vom 15. 12. 1869 genau beschrieben [129].

Reverdin hatte damit in der medizinischen Welt den Glauben an die freie Hauttransplantation geweckt und ihre Bedeutung klar aufgezeigt. Damit war der Stein ins Rollen gekommen und die entscheidenden Entdeckungen in der Geschichte der freien Hautverpflanzungen erfolgten in den unmittelbar darauf folgenden Jahren Schlag auf Schlag.

Es war vorerst George Lawson (1831—1903), der einen Schritt weiter ging, indem er größere Hautstücke als Reverdin benützte („of the size of a four penny piece"), und zwar nahm er die ganze Hautdicke. Die Lappen schnitt er mit der Schere aus.

Lawson [91] veröffentlichte im Jahre 1870 drei Fälle und hob im Anschluß daran einige Punkte hervor, die ihm wichtig erschienen und die es verdienen, hier in Erinnerung gerufen zu werden: 1. Die Aufpflanzung muß auf gesunde Granulationen erfolgen. 2. Der Pfröpfling darf nur aus Haut bestehen und es ist ganz besonders darauf zu achten, daß alles anhaftende Fett entfernt wird. 3. Das Hautstück muß genau und fest auf der Wunde fixiert werden. 4. Das Transplantat muß ohne Unterbruch festgehalten werden. Die so verpflanzte Haut werde nicht nur bald durchblutet, sondern gewinne auch ihre Sensibilität wieder. Lawson hatte hiermit schon die meisten wesentlichen Faktoren für das Gelingen der Vollhaut-Plastik erkannt. Es ist daher nicht zu begreifen, weshalb sein Name so wenig im Zusammenhang damit genannt wird.

1870 verwendet Fiddes Epidermisschüppchen, die er durch Schaben der Haut mit einem Rasiermesser erhält (zit. nach Wittmoser [162]). Im Jahre 1872 berichtet L. Ollier (1830—1900) in der Sitzung vom 2. April der Société de l'Académie de Médecine über „greffes cutanées ou autoplastiques" [113]. Ollier zielt nicht wie Reverdin darauf ab, Epithelzentren als Ausgangspunkte für die Überhäutung zu schaffen, sondern überdeckt von vornherein die ganze Wunde mit größeren Lappen, da er sich davon ein kosmetisch und funktionell besseres Resultat verspricht. Olliers Lappen betreffen die ganze Hautdicke. Diese Feststellung ist wichtig, besonders zur Entscheidung der Streitfrage, ob die Epidermis-Transplantation Thiersch oder Ollier zuzuschreiben sei. Es ist daher unumgänglich, die entscheidenden Passagen aus den betreffenden Publikationen in Originaltext und -sprache wiederzugeben, da sonst Verzerrungen des wahren Sachverhaltes unvermeidlich sind.

Ollier schreibt nämlich: «... de larges lambeaux de 4, 6, 8 centimètres carrés et plus, comprenant non seulement les couches superficielles de la peau, mais la totalité du derme.» Nur aus einem flüchtigen Hinweis entnehmen wir, daß er früher auch dünnere Lappen verwendet habe: «... des lambeaux ne comprenant qu'une partie du derme», doch fehlt leider jede weitere genaue Angabe. Jedenfalls hat er dann den dünnen zugunsten des dicken, aus ganzer Haut bestehenden Lappens verlassen. Ollier schreibt nämlich dem bindegewebigen Anteil der Haut (Corium) die Hauptrolle für die Gewährleistung der Anheilung zu. Zur Bekräftigung dieser Ansicht verpflanzt er ein 6 cm² großes Stück Periost, von einem amputierten Bein entnommen, auf ein Ulcus cruris. Ollier wollte damit zeigen, daß das Bindegewebe auch für sich allein transplantationsfähig sei. Leider ist aber nichts über das Resultat dieser Verpflanzung zu vernehmen.

Über die Art der Lappenentnahme wird im Protokoll der Société Nationale de Médecine de Lyon (Sitzung vom 18. März 1895) [113a] berichtet: «M. Ollier expose la façon dont il procède actuellement, il taille avec un couteau bien tranchant sur la peau du bras ou de la cuisse des lambeaux superficiels de 10 à 12 cm de long, comprenant l'épiderme et toute l'épaisseur du derme au centre, une épaisseur de moins en moins grande à mesure qu'on se rapproche des bords.» Ollier bekennt, daß seine Resultate anfänglich nicht sehr gute waren, denn es heißt weiter in jenem Protokoll: «En 1872 il eut l'idée de faire des greffes autoplastiques qui ne donnèrent pas de très bons résultats, la méthode antiseptique n'étant pas encore inventée.» Seine mit dem Bistouri oder dem Rasiermesser entnommenen Lappen sind in der Mitte dicker als am Rande, wo sie allmählich dünn auslaufen, «... à cause de la forme cylindrique du membre», erklärt Ollier. Über den Verband sagt er: «On couvre d'un protective et d'un pansement antiseptique et on laisse huit jours en place.»

In Deutschland war es Carl Thiersch (1822—1895), der die Frage der Hautverpflanzungen aufgriff. Im Gegensatz zu Ollier schneidet Thiersch mit dem Rasiermesser feinste Lappen, so *dünn* als möglich. Er hatte richtig erkannt, daß es vor allem die Epidermis ist, welcher die für die freie Verpflanzung so wertvolle Vitalität und Regenerationsfähigkeit eigen ist, während das Corium die Kontaktfassung der Blutgefäße mit dem Wundgrunde vermittelt. Seine ersten Mitteilungen machte Thiersch im Jahre 1874 am dritten Kongreß der Deutschen Gesellschaft für Chirurgie [149]. An einem Bein, das später amputiert werden mußte, machte er in verschiedenen Zeitabständen Aufpflanzungen auf eine granulierende Wunde und untersuchte dann die Gefäßverhältnisse bei den verschieden alten Läppchen (18 Std bis 3 Wochen), indem er das amputierte Bein mit Gerlachs Injektionsmasse injizierte. Schon nach 18 Std war Blut durch die Intercellularlücken in die Gefäße des Hautlappens gelangt.

Thiersch beobachtete, daß die Anheilung um so sicherer erfolgt, je dünner der Pfröpfling ist und empfahl daher, die Lappen mit dem Rasiermesser *so dünn als möglich* zu nehmen. Er stellte auch fest, daß die oberflächlichen Schichten der Epidermis zwar oft absterben, daß aber die von den tieferen Schichten ausgehende Regeneration den Lappen erhält, oft auch nach dessen scheinbar völligem Verlust.

Thiersch hatte so das Wesen der freien Epidermisverpflanzung richtig erkannt und damit der Methode zum Durchbruch verholfen. Sie trägt daher mit Recht seinen Namen.

Im Gegensatz zu Thiersch propagierte John Reisberg Wolfe (1824—1904) die Verpflanzung der *totalen* Haut. Es liegt in der Natur der Sache, daß der in Breslau geborene, aber in Glasgow und später in Australien tätige Ophthalmologe, wie schon sein Vorgänger Lawson, die Haut in ihrer ganzen Dicke vorzog. Denn für die Plastik der Augenlider eignet sich — auch nach unseren heutigen Erfahrungen — in der Tat der Vollhautlappen besonders gut, vor allem für das Unterlid, wo er dank seiner Dicke im Gegensatz zum reinen Epidermislappen zugleich Stützfunktion übernimmt und zudem weniger schrumpft als letzterer. Wolfes erster Bericht hierüber erschien im British Medical Journal 1875 [163]. Wolfe wirft Tagliacozzi vor, mit seinem gestielten Lappen Verwirrung hervorgerufen zu haben, denn die Haut könne frei überpflanzt werden, vorausgesetzt, daß sie völlig ihres anhaftenden Fettgewebes entledigt werde. Dies letztere ist zwar richtig, doch verkannte Wolfe das Wesen der gestielten Transplantation. In der Tat ist diese durchaus kein Konkurrenzverfahren zur freien Hautverpflanzung, denn beide haben ihre bestimmte Anzeige und führen mit verschiedenen Mitteln zu verschiedenen Resultaten. Was der gestielte Lappen dank seiner Dicke, seinem Gehalt an Unterhautzellgewebe usw. erzielt, kann der *freie* Hautlappen nicht leisten und umgekehrt. Dies alles ändert natürlich nichts an den Verdiensten Wolfes um die freie Hautverpflanzung, die er, gestützt auf Vorarbeiten seiner Vorkämpfer Lawson und Ollier, wesentlich ausbaute.

Als weiterer Promotor der freien Vollhaut-Verpflanzung ist Fedor Krause (1856—1937) zu nennen, der, obwohl Allgemein- und Neurochirurg, doch auch als Ophthalmologe (unter Hirschberg) tätig war und sich als Lidplastiker daher mit den Möglichkeiten der Vollhaut-Plastik auseinandersetzte. Er berichtete am 22. Kongreß der Deutschen Gesellschaft für Chirurgie 1893 über 100 Vollhaut-Transplantationen. Nur in 4 Fällen habe er den ganzen Lappen verloren, mußte somit doch schon über eine sehr gute Technik verfügen. Als Hauptforderung für das Gelingen bezeichnete er vollkommene Asepsis (was für die Vollhaut-Plastik im Gegensatz zur Spalthaut-Plastik sehr wichtig ist!) sowie sorgfältige Blutstillung durch Kompression.

Nicht ohne Interesse blieb ein Verfahren, das W. Braun 1920 [23] mitteilte und wonach kleine Hautläppchen nicht nach Art Reverdins auf der Oberfläche, sondern in die Tiefe der Granulationsmasse eingepflanzt werden. Noch 1929 hat Bier [14] die Ansicht vertreten, daß die Braunsche Methode die leistungsfähigste Transplantationsart sei.

Eine weitere entscheidende Epoche in der Geschichte der freien Hauttransplantationen wie der plastischen Chirurgie überhaupt, leitet Erich Lexer (1867—1937) ein. Mit seinem zweibändigen Werk über „Die freien Transplantationen" [92, 93] hat er das Wissen seiner Zeit in allen einschlägigen Fragen monumental zusammengefaßt, das Erbgut Thierschs als würdiger Sachwalter übernommen und ausgebaut. Auch die Möglichkeiten der Homo-Transplantation schätzte Lexer richtig ein, indem er — entgegen allen in der Literatur immer wieder auftauchenden optimistischen Behauptungen — auf die Fehlerquellen der Beobachtung hinwies und auf Grund eigener Versuche die Möglichkeiten der Anheilung homoplastischen Hautmaterials entschieden in Abrede stellte. Er beobachtete, daß das Transplantat günstigstenfalls bis zur 3. Woche haftet und so zu einer scheinbaren Anheilung führt, daß es dann aber zu einer allmählichen und vollständigen Ablösung des Epidermislappens kommt. Seine Beobachtungen müssen wir leider heute immer noch bestätigen, so wünschenswert die Lösung des Problems wäre.

Unterdessen fehlte es auch in England und Amerika nicht an Versuchen auf dem Gebiete der freien Hauttransplantation. Was gar die Verfeinerung der Technik und den Ausbau der Methoden anbelangt, so kann nicht geleugnet werden, daß die Angelsachsen hervorragenden Anteil daran haben und in manchen Belangen führend geworden sind.

John Staige Davis (1871—1946), der vor allem durch sein 1919 veröffentlichtes Werk „Plastic Surgery" [50] bekannt wurde, entwickelte eine Abart der Reverdin-Plastik, die sog. „Davis-Plastik", mit den nach ihm benannten, kleinen dicken Hautlappen.

Nachdem so die Grundsteine für die verschiedensten Arten der freien Verpflanzung von Hautelementen gelegt waren, folgte eine Zeit der technischen Verfeinerungen. Im Zuge dieser Bestrebungen wurde der Kompressionsverband eingeführt. Um die Lappenentnahme möglichst von Zufälligkeiten unabhängig zu machen, um je nach Bedarf eine ganz bestimmte Lappendicke wählen zu können, wurden die verschiedensten Instrumente konstruiert. Der große Wurf aber gelang dem leider früh verstorbenen Earl C. Padgett (1893—1946) mit der Erfindung des Dermatoms.

Sein Name fügt sich folgerichtig als wichtiger Meilenstein in die Reihe der großen Förderer der freien Hauttransplantation.

Histologische Vorgänge bei der Anheilung freier Hauttransplantate

Unter dem aufgepflanzten Hautlappen spielt sich histologisch im Prinzip dasselbe ab, was wir von der Wundheilung, d.h. von der Vereinigung zweier Schnittflächen her kennen, mit dem Unterschiede allerdings, daß sich bei der letzteren die beiden Wundflächen gleich aktiv verhalten, während bei der Überpflanzung das Transplantat zunächst in seinen Reaktionsmöglichkeiten beschränkt ist. Wir unterscheiden einerseits *Entzündungserscheinungen*, die als Reiz des Traumas aufzufassen sind, und andererseits *degenerative* und *regenerative* Vorgänge, die parallel nebeneinander hergehen.

Der erste Kontakt des Transplantates mit der Unterlage steht im *Zeichen der Entzündung:* Der Wundgrund sondert ein sero-fibrinöses Exsudat ab, aus dem sich nach mehreren Stunden ein Fibrinnetz bildet. Letzteres stellt die erste provisorische Verklebung des Pfröpflings mit der Wunde her. Die Dicke dieser Fibrinschicht kann sehr verschieden sein: Je ebenmäßiger und glatter die Wundfläche, desto besser kann der Lappen mit seiner Unterlage in Kongruenz gebracht werden und desto dünner bleibt auch die Fibrinlage. Wo dagegen Hohlräume zurückbleiben, entstehen notgedrungen Fibrinanschoppungen. Natürlich spielen nicht nur *mechanische*, sondern vor allem auch *biologische* Faktoren eine Rolle; denn die Reaktionsbereitschaft des Wundgrundes ist für das Ausmaß der Exsudatabsonderung und somit der Fibrinbildung ebenfalls von Bedeutung.

Daher sind von vornherein Unterschiede zwischen *primärer* und *sekundärer* Transplantation zu erwarten. In Abhängigkeit all dieser Faktoren kann die Dicke der Fibrinschicht sehr stark schwanken: Vom feinsten, kaum sichtbaren Streifen, der im mikroskopischen Bilde den Thiersch-Lappen nur mühsam von seiner Unterlage abgrenzen läßt, bis zur breiten Schicht, welche die Dicke des Hautlappens um ein Mehrfaches übertrifft, können alle Zwischenstufen vor-

6

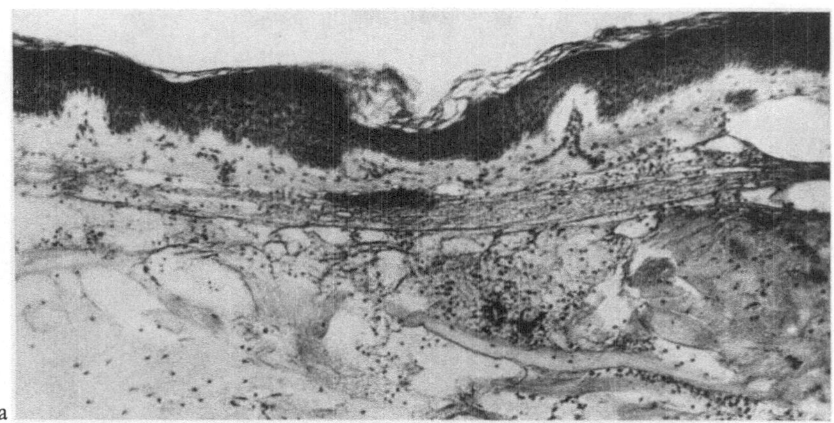

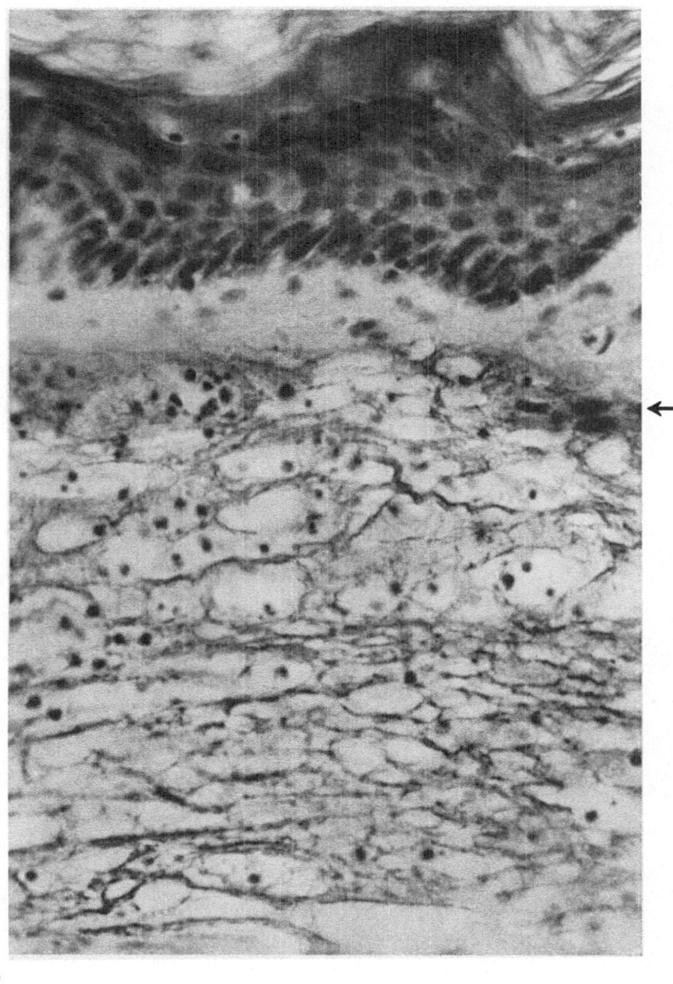

Abb. 1a u. b. Thiersch-Lappen, 3 Tage nach der Aufpflanzung. a Fibrinschicht zwischen Lappen und Wundgrund (quergestreifte Zone) deutlich zu erkennen. b Bei stärkerer Vergrößerung: Der Pfeil gibt die Lappengrenze an

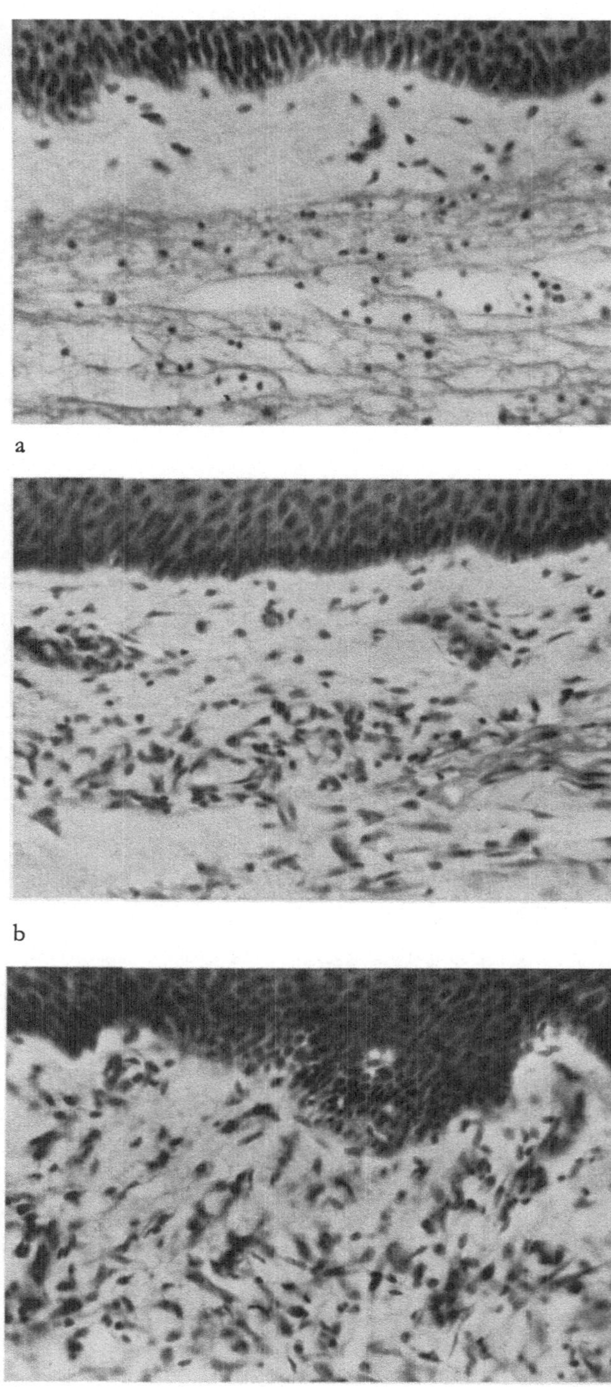

Abb. 2a—c. Anheilung des Thiersch-Lappens auf frischer Wunde. a 3 Tage nach Aufpflanzung: Frisches Fibrinnetz, als bindendes Medium zwischen Pfröpfling und Wundgrund, mit eingestreuten Leuko- und Erythrocyten. b 6 Tage nach der Aufpflanzung:
Beginnende Organisation durch Einwuchern von Fibroblasten und Histiocyten. c Die
Bindegewebselemente beherrschen das Feld. Das Fibrinnetz ist nicht mehr zu erkennen

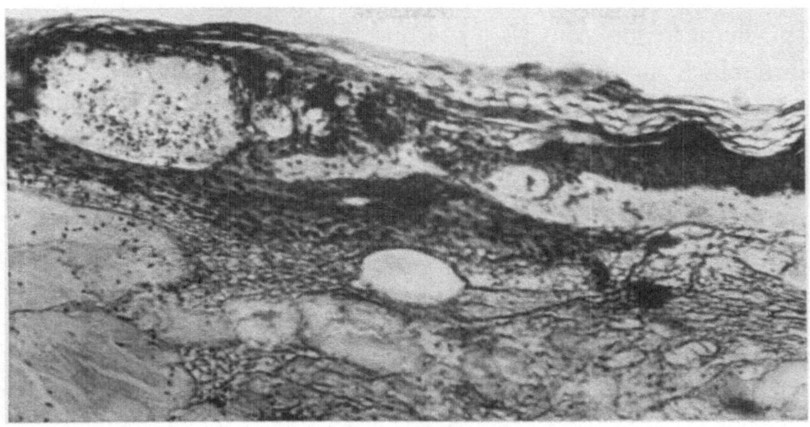

a

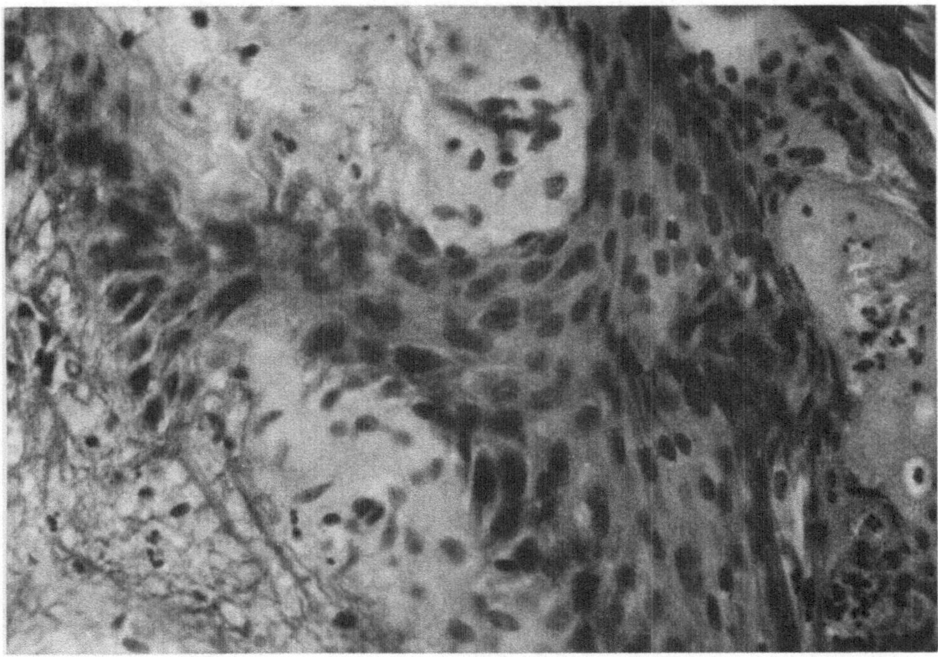

b

Abb. 3a u. b. Thiersch-Lappen, 6 Tage nach Aufpflanzung auf frischer Wunde. Degeneration und Regeneration gehen nebeneinander her: Nekrobiotische Zonen in den oberen
Epithelschichten (geschrumpfte Kerne). Gleichzeitige Epithelsprossungen nach der Tiefe (b)
und Ausbreitung unter dem Transplantat

kommen. Das Fibrin bildet zumeist ein Netzwerk feiner, mehr oder weniger
parallel zur Oberfläche verlaufender Balken.

Zu dieser *exsudativen* Entzündung gesellt sich alsbald eine *emigrative:* In die
Maschen des Fibrinnetzes hinein erfolgt nun eine Einwanderung von Blut-
zellen. Vorerst wiegen die *roten Blutkörperchen* vor, bald aber setzt vom Wund-

grunde her ein starkes Einwandern von *Leukocyten*, später auch von *Lymphocyten* ein. Ferner trifft man *Monocyten* und *Plasmazellen* an. Diese durchsetzen die Fibrinschicht und dringen auch in das Transplantat ein. Mit der nun folgenden Zunahme der weißen Blutkörperchen nimmt die Zahl der roten ab, so daß am 6. Tage auf histologischen Schnitten bereits die ersteren überwiegen.

Schon in den ersten Tagen zeichnen sich im Transplantat auch *degenerative Erscheinungen* ab, und zwar vor allem im Epithel: So sind in der *Basalzellschicht* mitunter geschrumpfte Zellen mit kleinem, intensiv gefärbtem Kern zu beobachten; in der oberflächlichen Schicht dagegen sind die Zellen oft blasig aufgetrieben.

Während diese *Zeichen der Nekrobiose innerhalb des Rete Malpighi* nicht immer, nur stellenweise und in sehr wechselndem Ausmaße auftreten, so löst sich die *Hornschicht* sozusagen regelmäßig ab. Gelegentlich und nicht einmal so selten aber findet die *Demarkation innerhalb des Rete Malpighi* statt, so daß sich stellenweise ganze Partien desselben mitsamt der Hornschicht abheben. In den darunter entstehenden Hohlräumen sammelt sich Exsudat an, das bald von Rundzellen und Leukocyten durchsetzt wird. Je stärker die degenerativen Vorgänge, desto mehr wird das ganze Epithel von Leuko- und Lymphocyten durchsetzt.

In der *Lederhaut* finden wir im Prinzip dasselbe, jedoch der anderen Struktur derselben entsprechend abgewandelt. Schon wenige Stunden nach der Aufpflanzung erscheint die Cutisschicht *ödematös* durchtränkt und bald erfolgt eine entzündliche Infiltration. Schon in den ersten Tagen treten stellenweise degenerative Erscheinungen wie Kernschrumpfung der Bindegewebszellen auf, wobei die Kerne z.T. schon am 3. Tage dunkel und zackig aussehen. Die Bindegewebsbündel sind mitunter gequollen und gelockert. Auch die *Gefäße* der Hautläppchen weisen degenerative Veränderungen auf: Die Endothelzellen schrumpfen, ihre Kerne werden dunkel und klein.

Hand in Hand mit diesen Degenerationsvorgängen sind in allen Schichten *Regenerationsvorgänge* zu erkennen. Am imponierendsten sind diese an den *Gefäßen:* Jene des Wundgrundes treiben Sprossen in die z.T. abgestorbenen Gefäße des Läppchens, nehmen dort mit den überlebenden Elementen Kontakt auf und bilden ein neues Gefäßrohr, in dem die Überreste der vorgefundenen Gefäßverzweigungen des Transplantates offenbar als Matrize dienen. Die Durchgängigkeit dieses wiederhergestellten Gefäßsystems läßt sich *schon 2 Tage nach der Transplantation* nachweisen, indem sich die Gefäße des Läppchens mit Injektionsmasse füllen lassen*. Gefäße, die den Anschluß an die aus dem Empfängerboden emporsprießenden Gefäße verpassen, fallen der völligen Degeneration und Nekrose anheim.

Auch dringen Gefäßsprößlinge frei in das aufgepflanzte Hautgewebe vor, anscheinend ohne zunächst Anschluß an das schon bestehende Cutisgefäßnetz zu finden.

---

* Bei Versuchen von Thiersch und Enderlen drang diese z.T. bis in die Capillargefäße der Papillen vor.

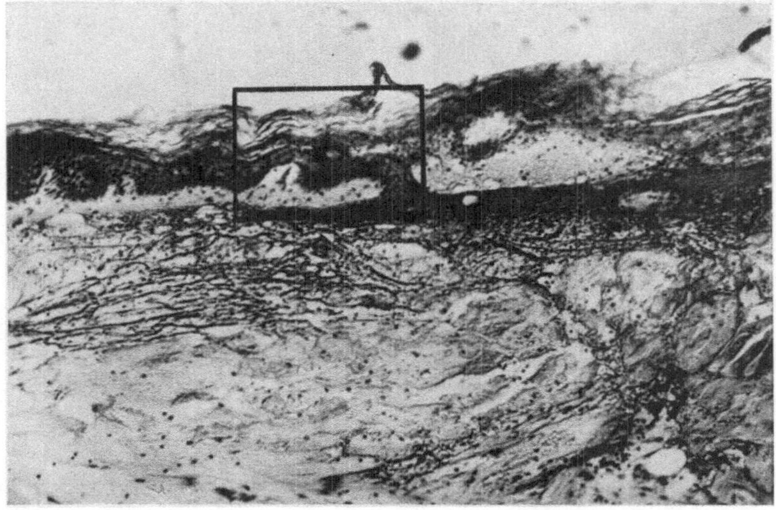

a

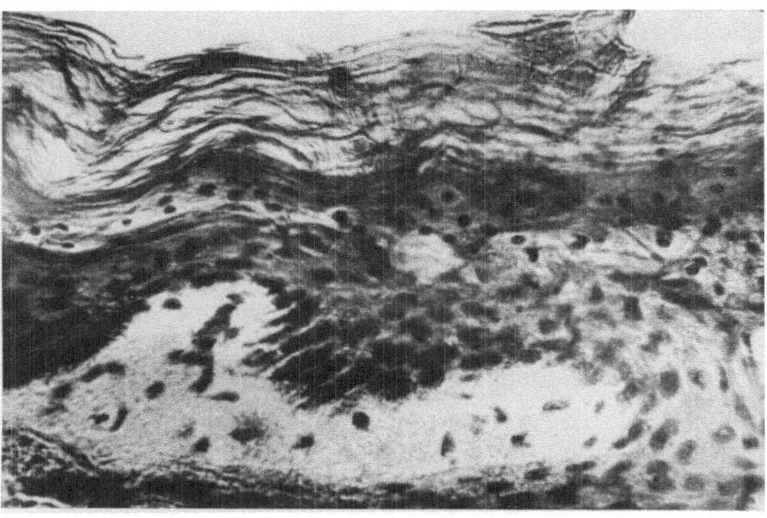

b

Abb. 4a u. b. Thiersch-Lappen, 3 Tage nach Aufpflanzung. Beschleunigte Verhornung und Absterben oberflächlicher Epithelschichten. Gleichzeitige Ausbreitung des Epithels unter dem Lappen. b Bei starker Vergrößerung. Demarkationslinie deutlich zu erkennen

Das Einwachsen der Gefäße in das Transplantat wurde mittels der *„transparenten Kammer"* (*„tissue chamber technique"*) studiert. Die Technik geht auf erste Versuche von Ziegler [166], dann von Maximow [103] zurück. Sie wurden später von Sandison [134] wieder aufgegriffen und erfolgreich weiterentwickelt. Algire u. Legallais [1] haben die Methode für Studien der Vascularisation bei Krebsimplantationen ausgebaut (an der Maus). Conway, Joslin u. Stark [46] haben die Technik modifiziert und speziell dem Studium der Gefäßverhältnisse bei Hauttransplantationen angepaßt.

Das Prinzip besteht darin, daß ein zartes Gewebsstück mobilisiert und gestielt in eine durchsichtige Kammer gebracht wird, die das Gewebe vor Austrocknung und mechanischen Einflüssen schützt. Als Einbettungs-Material hat sich am besten Leucit bewährt, das ge-

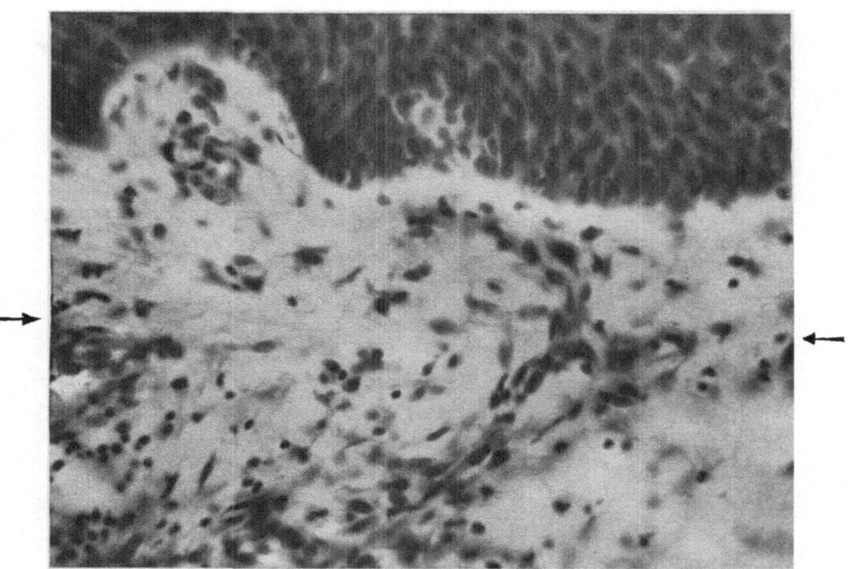

Abb. 5. Einwachsen von Capillaren in das Transplantat. Die Pfeile deuten die Lappengrenze an

nügend durchsichtig bleibt und das Gewebe nicht reizt. Es konnte so das Einwuchern von Gefäßsprossen in das Transplantat (an Tieren) verfolgt werden.

Äußerst lebhaft sind die *Regenerationserscheinungen am Epithel*. An den *seitlichen Rändern* ist stets in den ersten Tagen neugebildetes Epithel zu beobachten. Wo Lücken zwischen dem Transplantat und dem Wundrand bestehen, da werden diese innerhalb kürzester Zeit durch Epithelbrücken vom Wundrand und vom Transplantat her überdeckt. Auf histologischen Schnitten sehen wir schon am 3. Tage kräftige Epithelwucherungen. Die Vermehrung scheint fast ausschließlich durch *amitotische* Kernteilung zu erfolgen, da Mitosen kaum zu beobachten sind.

Die regenerative Tätigkeit des Epithels beschränkt sich jedoch nicht nur auf die *Ränder* des Transplantates. Vielmehr besteht auch ein eindeutiges regeneratives Wachstum *nach der Tiefe*, das von der Unterseite des Lappens ausgeht. Diese Epithelsprossen sind oft mannigfach verzweigt und dringen nach Durchsetzung der Cutis weit in die Fibrinschicht vor. Die *Epithelwucherungen auf der Unterseite des Lappens* erfolgen auffallenderweise häufig auf Höhe der Hautfurchen. Die Tatsache, daß ihre Ausläufer die Fibrinschicht durchziehen, beweist, daß es sich hier tatsächlich um Epithelsprossen handelt, die *nach* der Aufpflanzung entstanden sind, und nicht etwa um vorbestandene Eigentümlichkeiten der überpflanzten Haut. Ihre Verzweigungen sind oft erstaunlich mannigfach und unregelmäßig, weshalb sich ein Vergleich mit beginnendem Carcinom aufdrängt.

Die Erklärung dieser Erscheinung ist nicht ganz einfach. Offenbar ist die Epidermis in ihrer neuen Umgebung regenerativen Reizen in besonderem Maße ausgesetzt.

Am *sechsten* Tage ist das histologische Bild durch die *Organisation der fibrinösen Verklebungsschicht* gekennzeichnet; die Struktur der Fibrinbälkchen tritt immer mehr in den Hintergrund, wogegen ein wirres Durcheinander von Fibroblasten und Histiocyten das Bild beherrscht. Die dazwischen eingestreuten Rundzellen treten an Zahl immer mehr zurück. Intakte Gefäßverbindungen sind am *sechsten Tage* nach der Aufpflanzung auf Serienschnitten vom Wundgrunde her durch die Verklebungsschicht bis in die Läppchen hinein leicht zu verfolgen. Noch weiter zurückgegangen erscheinen die akuten Entzündungserscheinungen am *neunten Tage* nach der Aufpflanzung; die Organisation ist weiter fortgeschritten. Die nekrotischen oberflächlichen Schichten werden nun vollends abgestoßen, die regenerativen Vorgänge nehmen eindeutig überhand und damit ist das Transplantat gesichert. Nach Wochen und Monaten unterscheidet sich die organisierte Zone kaum von gewöhnlichem Narbengewebe. Die Narbenschicht ist um so dicker, je stärker die Fibrinschicht mit dem darunterliegenden Granulationsgewebe war.

Zwischen *primärer* und *sekundärer* Transplantation bestehen keine *prinzipiellen* Unterschiede. Bei der letzteren, wo auf eine schon entzündete Wunde (Granulationsgewebe) aufgepflanzt wurde, sind natürlich die Entzündungserscheinungen heftiger, die Gefäßsprossungen sind entsprechend dem reichen Capillarnetz des Wundgrundes zahlreicher.

Besonderer Erwähnung bedürfen die *elastischen Fasern*, die ja durch die gewöhnlichen Färbungsmethoden nicht dargestellt werden. Mit Fuchselin-Färbungen lassen sich ihre Umwandlungen jedoch gut verfolgen. Da letztere sehr langsam vor sich gehen, sind für das Studium eine Reihe von zeitlich weit auseinanderliegenden Transplantaten nötig, die vom Menschen aus naheliegenden Gründen nur schwer erhältlich sind. Immerhin bot sich dem Verf. bei plastischen Korrekturen an Narben und Transplantaten Gelegenheit, Studienmaterial zu erhalten.

Danach erfolgt ein *Schwund der elastischen Fasern* der transplantierten Haut, und zwar durch degenerative Vorgänge, die allerdings in den ersten Wochen kaum zu erkennen sind. Die Faserbündel erscheinen zunächst höchstens auseinandergedrängt, einerseits durch Wucherung von Epithelsprossen, andererseits durch das sich breit machende Granulationsgewebe, wodurch die Faserbündel auch gesamthaft gegen das Epithel hin verdrängt werden. Nach 3 Wochen jedoch nimmt die Färbbarkeit der Fasern ab und sie werden stellenweise körnig. Nach einer weiteren Woche erscheinen die Faserbündel unterbrochen, lösen sich immer mehr auf und schließlich sind nurmehr verstreute Reste zu finden. In anderen Fällen kann dagegen der Faserschwund gering sein. Die degenerativen Vorgänge sind jedenfalls sehr unregelmäßig. Die Regeneration läßt lange auf sich warten. Nach 2—4 Monaten sind wieder dichtere Faserbündel zu erkennen. Wenn es auch oft schwierig ist, zu beurteilen, was neugebildete und was überlebende Fasern sind, so muß man doch aus der von diesem Zeitpunkte an deutlich zu erkennenden Zunahme der Faserbündel

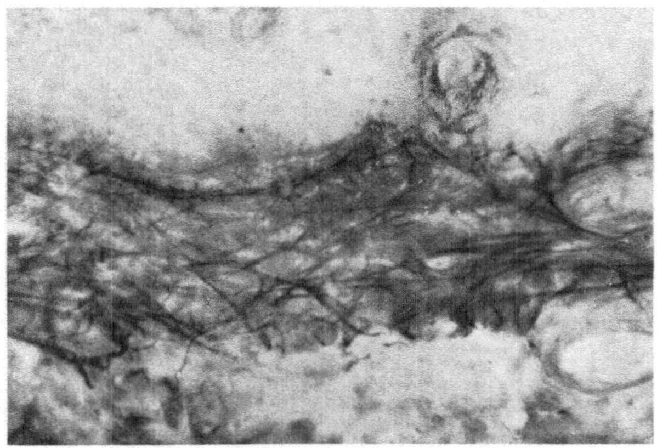

a

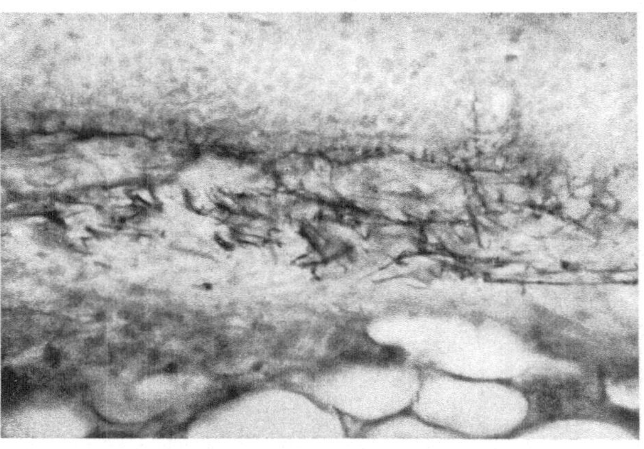

b

Abb. 6a u. b. Elastica-Darstellung. Die elastischen Fasern im Coriumteil des Hautlappens. a 3 Tage nach der Aufpflanzung: elastische Fasern noch völlig intakt. b 3 Wochen nach Aufpflanzung: elastische Fasern in „Auflösung" begriffen

schließen, daß auch hier, wie bei den anderen Gewebselementen, nach anfänglicher Degeneration eine deutliche Regeneration Platz greift, die freilich für die elastischen Fasern viel mehr Zeit erfordert als für die übrigen Gewebselemente. Bis zur völligen Wiederherstellung der elastischen Fasern vergehen 1—1½ Jahre.

Übergehen wir nochmals zusammenfassend die histologischen Vorgänge bei der Anheilung, so wollen wir vorerst die interessante Tatsache festhalten, daß nämlich das *Transplantat* nicht als Ganzes übernommen wird, sondern daß ein *Nebeneinandergehen von degenerativen und regenerativen Vorgängen zu erkennen ist.* Das gegenseitige Mengenverhältnis dieser Vorgänge kann sehr verschieden sein und das schließliche Überwiegen der einen über die anderen entscheidet zuletzt über das Schicksal des Lappens. Auch der Gesamtumfang all dieser Umwandlungen kann sehr variieren. Er kann sehr gering sein, so daß er klinisch gar nicht in Erscheinung tritt; der aufgepflanzte Lappen erscheint dann in toto übernommen. Die degenerativen Vorgänge können aber andererseits so bedeutend sein, daß das Transplantat vorerst als verloren erscheint: Es kommt zu Blasenbildungen wegen Exsudatansammlung unter den nekrotischen Hautschichten, wodurch sich der Lappen in größeren und kleineren Fetzen *anscheinend* völlig ablöst. In histologischen Schnitten ist aber zu erkennen, daß die abgestoßenen Hautfetzen nicht die *ganze* Epidermisschicht betreffen: Vielmehr zieht eine Demarkationszone mitten durch das Rete Malpighi. Von den zurückgebliebenen tieferen Schichten, u.U. sogar nur von inselförmigen Epithelüberresten aus, erfolgt die Regeneration der verlustig gegangenen Partien sehr rasch, so daß nach anfänglich scheinbarem Verlust des Transplantates nun doch noch ein zusammenhängender Hautüberzug entsteht. Auch in diesen Fällen wird schließlich der Lappen als „angeheilt" bezeichnet.

Physio-Pathologie der Anheilung

Zunächst interessiert die Frage, warum sich die Haut — im Gegensatz zu vielen anderen Gewebsarten — zur *freien Überpflanzung* eignet. Welches sind — allgemein gesprochen — die Eigenschaften, die ein Gewebe besitzen muß, um, frei verpflanzt, am Leben zu bleiben und auf dem neuen Boden Fuß fassen zu können? Es ist einerseits die *Fähigkeit, bis zur Wiederherstellung der Gefäßverbindungen mit dem Wirtsgewebe durchhalten zu können* und andererseits die dem Transplantat innewohnende *Regenerationsfähigkeit*.

Beide Eigenschaften besitzt die Haut in hohem Maße: Die Epithelschicht ist *nicht durchblutet*, die Blutgefäße reichen nur bis an die Spitzen der Papillen, dringen aber in das Rete Malpighi nicht ein. Die Zellen des letzteren ernähren sich durch Imbibition, d. h. durch den in den Intercellularspalten zirkulierenden Gewebssaft. Wir dürfen daraus auf ihre relativ geringe Empfindlichkeit auf Sauerstoffmangel schließen. Diese Eigenschaft kommt dem Gewebe bei der freien Transplantation ganz besonders zustatten, und zwar für die schwierige Übergangszeit, d. h. jene kritische Zeitspanne vor der endgültigen histologischen Kontaktfassung des Pfröpflings mit seinem Wundgrunde. Sie ist dann erfolgt, wenn die Blutgefäße des Pflanzbodens Anschluß an jene des Transplantates gefunden haben oder wenn die Capillaren von sich aus frei in das Transplantat vorgedrungen sind: Mit anderen Worten, *wenn die Blutversorgung des Coriumteils des Lappens sichergestellt ist*. Denn davon hängt auf die Dauer auch das Erhaltenbleiben der Epidermis ab.

Die *Epidermis* besitzt von Natur aus eine große *Regenerationsfähigkeit*. Wegen ihrer oberflächlichen Lage ist sie dauernden mechanischen und physikalischchemischen Einwirkungen ausgesetzt. Substanzverluste bedingen daher eine fortwährende Regenerationstätigkeit. Die Haut gehört somit zu den „*Verbrauchsgeweben*" („Mausergewebe"), ähnlich dem blutbildenden Gewebe und

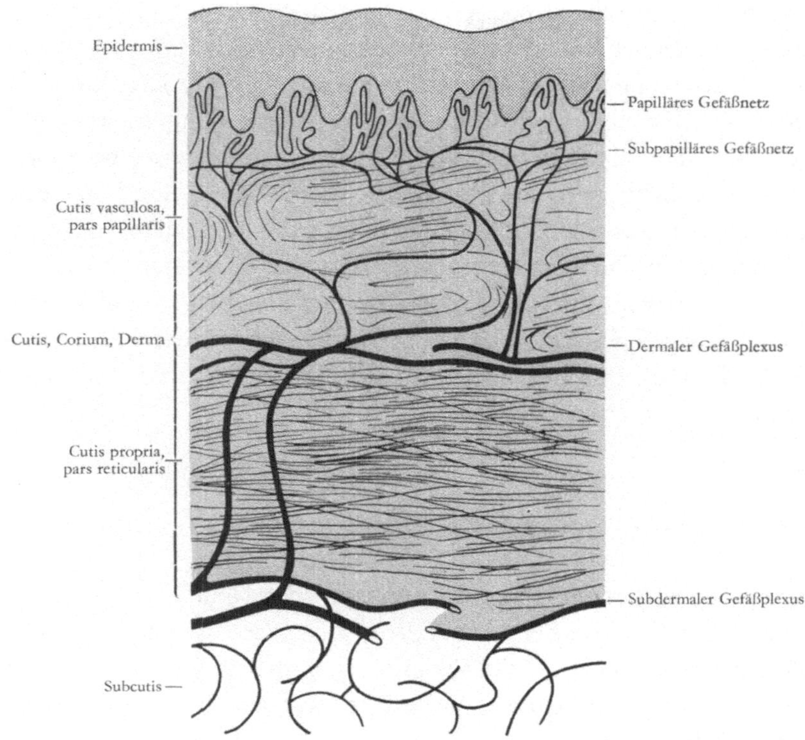

Abb. 7. Hautquerschnitt mit Gefäßnetz (halbschematisch)

dem Parenchym der Keimdrüsen. Daß die Regenerationsfähigkeit in diesem Zusammenhang eine große Rolle spielt, haben wir schon beim Studium der histologischen Anheilungsvorgänge gesehen: Die Einheilung eines Transplantates kann nur durch gleichzeitige Regenerationsvorgänge gesichert werden, da ständig durch Degeneration und Nekrose kleinere oder größere Substanzverluste entstehen. Schon Lexer sagte: „Nur solche Gewebe eignen sich zur Verpflanzung, welche auch Gewebslücken gegenüber eine gute Regenerationskraft aufweisen."

Wenn wir nach dem Gesagten die im vorausgegangenen Kapitel geschilderten morphologischen Daten unter einem höheren, funktionellen Gesichtspunkt betrachten, so ergeben sich für die Anheilung eines Transplantates vier wichtige Phasen:

1. Die Phase der Serum-Imbibition, auch „Phase der interstitiellen Lymphzirkulation" bzw. „Phase der plasmatischen Zirkulation" genannt. Dieser letztere Ausdruck stammt von Hübscher [76], der als erster das Überleben des Hauttransplantates während der ersten Tage durch Säfteaustausch mit dem Wirte erklärte. In der Tat werden die Zellen während dieser kritischen Zeitspanne ausschließlich durch Absorption seröser Flüssigkeit aus dem Wundbett bzw. durch den zwischen den Intercellularspalten kreisenden Gewebssaft erhalten. Die Capillaren des Wirtsgewebes sind während dieser Zeit erweitert, so daß der Übertritt von Flüssigkeit in die Gewebe erleichtert ist. Es handelt sich im wesentlichen um die ersten 24—48 Std. Conway et al. [46] schätzen auf Grund von Untersuchungen mit der „Gewebekammer" an Mäusen die Dauer der „plasmatischen Zirkulation" auf 5 Tage. Es ist jedoch fraglich, ob hier der Ausdruck „Zirkulation" am Platze ist. Diese Bezeichnung schließt ein Hin und Zurück in sich. Nach neuesten Untersuchungen von Converse [44] jedoch scheint ein Einbahnprozeß am Werke zu sein, und zwar ganz einfach in der Weise, daß der Pfröpfling vom Wirte Serum absorbiert. Dies glauben Converse u. Mitarb. in einfacher Weise so festgestellt zu haben, daß sie die Hautpfröpflinge am Kaninchenohr in mehreren Zeitabständen wogen. Sie fanden eine deutliche Gewichtszunahme bis zum Zeitpunkte, in dem der arterielle und venöse Gefäßkontakt mit dem Wirte hergestellt war, worauf das Gewicht wieder abfiel. Völlig klar sind die Verhältnisse jedoch noch nicht. Jedenfalls ist es vorsichtiger, von *Serum-Imbibition* zu sprechen und alle Anspielungen auf Zirkulationsprozesse beiseite zu lassen.

2. Die Phase der Vascularisation. Sie bezeichnet die Wiederherstellung der Gefäßverbindungen zwischen Wirtsgewebe und Transplantat und ist zu einem entscheidenden Teil schon zwischen dem 2. und 3. Tag vollzogen, wie wir dies seit Thierschs Untersuchungen schon wissen. Auch ein lymphgefäßlicher Kontakt wird zwischen Wirt und Transplantat bewerkstelligt, wie dies Psillakis [126] neuerdings feststellen konnte, und zwar läßt er sich zwischen dem 3. und 4. Tage visuell nachweisen.

3. Die Phase der entzündlichen Reaktion. Diese erfolgt gleichzeitig mit der Vascularisationsphase und geht neben ihr einher. Sie besteht in der Bildung der Fibrinschicht und ihrer entzündlichen Infiltration.

4. Die Phase der Organisation. Sie bezeichnet die *organisatorische Umwandlung der Fibrinschicht* und der anderen entzündlichen Elemente, die den provisorischen Kontakt hergestellt hatten. Durch sie entsteht eine endgültige, lebende Verbindungsschicht zwischen Transplantat und Wirtsgewebe. Diese Umwandlung ist schon am 5.—6. Tage in vollem Gange (s. Abb. 2b und c) und ist um den 9.—10. Tag im wesentlichen abgeschlossen.

Es drängt sich weiter die Frage auf: Warum werden einzelne Lappen in toto übernommen, warum sterben andere zum Teil ab, um dann aus ihren Überresten die „transplantierte" Haut entstehen zu lassen?

Wenn auch nicht alle, so können wir doch eine Reihe von Faktoren aufzählen, welche hier von ausschlaggebender Bedeutung sind. Zunächst gibt es gewisse optimale Bedingungen für die Anheilung, die, wenn sie erfüllt sind, die degenerativen Schädigungen des Lappens auf ein Minimum reduzieren. Diese Bedingungen können z.T. vom Wundgrunde, zum anderen Teile vom Lappen selbst abhängen. Vorerst aber ist ein Erfordernis, das beide Teile gleichermaßen betrifft, von Wichtigkeit: Die *Innigkeit des Kontaktes* zwischen Wundgrund und Transplantat. Die neuen Lebensbedingungen des Pfröpflings sind um so rascher sichergestellt, je inniger und dauerhafter dieser Kontakt von Anfang an ist, und hier geraten wir sogleich in Abhängigkeit von der *Beschaffenheit der Wunde*: Je gleich- und ebenmäßiger deren Oberfläche ist, desto leichter wird es sein, den Lappen in seiner ganzen Ausdehnung in engen Kontakt mit der Wundfläche zu bringen. Dementsprechend sind gewisse Unterschiede bei *primärer* und *sekundärer* Transplantation von vornherein zu erwarten: Die *granulierende* Wunde ist eher vorteilhafter als die frisch gesetzte, da sie ebenmäßiger ist, besonders wenn es sich um zarte, samtige Granulationen handelt. Dagegen hat aber die granulierende gegenüber der frischen Wunde eine größere Neigung zu Exsudatbildung, wodurch der Lappen leichter abgehoben werden kann. Auf dieses gefürchtete Kontakthindernis wird später noch zurückzukommen sein. Vorerst sei noch auf die Bedeutung der *Dicke der Fibrinschicht* hingewiesen. Diese ist um so dünner, je genauer sich das Transplantat den Unebenheiten des Wundgrundes anschmiegt. Eine zu dicke Fibrinschicht behindert die Anheilung und kann sogar die Qualität des Transplantates beeinträchtigen, denn *aus der organisierten Fibrinschicht entsteht Narbengewebe*. Je dicker dieses ausfällt, desto weniger wird der angeheilte Lappen auf seiner Unterlage verschieblich sein und um so mehr wird das funktionelle und kosmetische Endresultat darunter zu leiden haben.

Wir erkennen hieraus die wechselseitigen Beziehungen zwischen der *Beschaffenheit des Pflanzgrundes*, seiner Reaktion in Form von *Exsudat- und Narbenbildung* und der *Dicke der Fibrinschicht*.

Was den Lappen selbst betrifft, so ist es vor allem seine *Dicke*, welche eine wichtige Rolle spielt, bzw. die Dicke seiner *Lederhautschicht*. Nach den klinischen Erfahrungen läßt sich grosso modo sagen: Je *dünner ein Lappen ist, desto leichter heilt er an, desto vitaler ist er und desto resistenter gegenüber ungünstigen Anheilungsbedingungen*. Dies ist auch völlig einleuchtend, nachdem wir erkannt haben, daß die „*plasmatische Zirkulation*", d.h. die gefäßfreie Ernährungsmöglichkeit vor allem das Epithel selbst betrifft, während die anhaftende Cutis (Lederhaut) von baldigster Gefäßversorgung abhängig ist. Je dicker die Lederhautschicht, desto einschneidender müssen sich daher die ersten Tage der Abgeschnittenheit von jeglicher Blutversorgung auf ihre Vitalität auswirken.

Aus den histologischen Studien bei der Anheilung haben wir schon erkannt, daß es *eine ganz bestimmte Zone ist, von der das Schicksal des Transplantates abhängt: Es ist die basale Zellschicht des Rete Malpighi*, die sog. *Keimschicht* (Stratum germinativum). Von hier aus erfolgt ja schon physiologischerweise der Nachschub nach den oberflächlichen Verbrauchszonen der Haut (Abnützungszonen). Aus den vielen Kernteilungsfiguren erkennen wir die Produktivität dieser Zellschicht. *Wo sie verloren geht, da ist auch alles, was über ihr liegt, dem Untergang geweiht, und wo sie erhalten bleibt, da ist die verpflanzte Hautschicht gesichert.* Man darf aber daraus nicht den Schluß ziehen, daß alles, was dem Epithel an Lederhaut anhaftet und den Lappen eben „dick" macht, als Ballaststoff zu bezeichnen sei: Eine *dünne* Coriumschicht ist insofern wichtig und unbedingt erforderlich, als sie einerseits der Keimschicht des Rete Malpighi als Unterlage und andererseits den aus dem Pflanzgrunde emporsprießenden Gefäßen als Aufnahmeboden dient.

Die Bedeutung der obersten Coriumschicht ist auch bei Verfolgung der Anheilungsvorgänge auf histologischen Schnitten durchaus in die Augen springend: Der sinnfälligste Ausdruck der Anheilung ist im mikroskopischen Bilde das *Einwachsen der Gefäße aus dem Wundgrunde in die Gefäßreste des aufgelegten Lappens,* und erstere sind ja nur in der *Coriumschicht* vorhanden. Darüber hinaus spielen auch andere Faktoren eine Rolle, welche das Epithel und das Stratum papillare der Lederhaut zusammen als *funktionelle Einheit* erkennen lassen. Die Zusammengehörigkeit dieser beiden Hautschichten erhellt aus allgemeinen physio-pathologischen Gesichtspunkten. So sagt Herxheimer („Grundriß der Pathologischen Anatomie"): „Tätigkeitsgemäß wie auch nach ihrem Verhalten unter krankhaften Bedingungen zeigen Epithelschicht und Papillarkörper eine innige Zusammengehörigkeit und einen gewissen Gegensatz zur übrigen Cutis, indem sie sich gegenüber der letzteren etwa entsprechend verhalten wie das Parenchym und das feinere Stützgewebe der drüsigen Organe gegenüber ihrem gröberen bindegewebigen Gerüst." Aus dieser Erkenntnis heraus nannte sie Kromayer „Parenchymhaut".

Es gibt somit eine *optimale Dicke* des Epithellappens (optimal = im Sinne der günstigsten Anheilungsbedingungen), die wir nun nach dem Vorausgesagten präzisieren können: Sie ist dann vorhanden, wenn dem Epithel wenigstens ein Teil jener Lederhautschicht anhaftet, die wir *Stratum papillare* nennen, und zwar sind damit nicht nur die „geköpften" Papillen gemeint! Praktisch gesprochen ist dies dann der Fall, wenn das Dickenverhältnis zwischen Epithel und Coriumschicht im Mittel etwa $1:^1/_2$ bis $1:1$ beträgt. Wie wir diese Lappen erhalten, wird in späteren Kapiteln zu behandeln sein.

Daß die *tieferen* Schichten des Coriums *(Stratum reticulare corii)* die Anheilung von Transplantaten erschweren, erhellt auch ohne weiteres aus der bloßen Betrachtung ihrer histologischen Struktur: Sie zeigen nämlich ein Überwiegen der Intercellularsubstanz, während die *zelligen* Elemente stark zurücktreten. Diese letzteren aber sind es, welche anpassungs- und aktionsfähig sind, während die auf Zug und Elastizität der Haut abgestimmte und differenzierte Intercellularsubstanz sich erschwerten Lebensbedingungen schlecht anpaßt. Sie ist biologisch schon zu sehr in ihrer Funktion differenziert.

Berücksichtigt man endlich, daß bis zur Wiederherstellung der *elastischen Gewebselemente* mehr als 1 Jahr vergeht, so folgt daraus praktisch, daß *der endgültige Zustand der überpflanzten Haut erst nach dieser Zeit beurteilt werden kann und daß daher nicht zu früh an die transplantierte Haut zu große Anforderungen gestellt werden dürfen.* Dies gilt besonders für *dicke* Lappen, wo entsprechend der Dicke der Coriumschicht eine größere Zahl von elastischen Fasern den oben beschriebenen Umwandlungen ausgesetzt ist.

Die verschiedenen Arten freier Hauttransplantation

Einteilung und Namengebung

Als *freie* Transplantation bezeichnen wir die Verpflanzung von Geweben, die *frei* von der Spender- nach der Empfängerstelle transplantiert werden, im Gegensatz zur *gestielten* Transplantation, bei der das Transplantat für eine bestimmte Übergangszeit durch einen Stiel mit der Spenderzone in Verbindung bleibt.

Von *Auto-Plastik* ist die Rede, wenn bei *freien* Überpflanzungen Spender und Empfänger *ein und dasselbe Individuum* menschlicher oder tierischer Art darstellen.

Bei der *Homo-Plastik* sind Spender und Empfänger *verschiedene* Individuen *gleicher* Art, bei der *Hetero-Plastik* verschiedene Individuen *verschiedener Art*.

Wir haben uns demnach hier zunächst mit der *Auto-Plastik* zu befassen, und zwar mit der *freien Verpflanzung von Hautelementen*. Diese kann, je nach Beschaffenheit des Pfröpflings, auf verschiedene Weise erfolgen. Bei der nun folgenden Einteilung können nur jene Transplantationsmethoden berücksichtigt werden, die sich im Wesen und Prinzip voneinander unterscheiden. So lassen sich jene Typen herausschälen, die alle unter bestimmten Bedingungen ihren besonderen Vorteil und somit ihre eigene Anzeige haben. Es liegt so der Klassifizierung ein *Gesichtspunkt der Anzeige* und folglich ein *therapeutischer* Gesichtspunkt zugrunde. Nur so bekommt die Einteilung einen praktischen *Sinn*.

Auf diese Weise gelangen wir zunächst einmal zu 2 Hauptgruppen, von denen die eine von vornherein darauf abzielt, die *ganze* Wundfläche durch einen oder mehrere Lappen lückenlos zu decken, während sich die andere darauf beschränkt, über die Wunde *Hautinseln* auszustreuen, die erst in der Folge durch Regeneration eine zusammenhängende Hautfläche bilden. Wir bezeichnen die erstere Gruppe als *Flächenlappen-Plastik*, die letztere als *Insellappen-Plastik*.

Zur *Flächenlappen-Plastik* sind zu rechnen:

Die *Spalthaut-* sowie die *Vollhautlappen*. Die ersteren umfassen nur einen Teil, die letzteren dagegen die ganze Hautdicke. Die Bezeichnung „Spalthautlappen" stammt aus der angelsächsischen Literatur und bezeichnet Lappen, die durch Spalten (engl. split) der Haut parallel zu ihrer Oberfläche gewonnen werden („split skin graft" nach Blair und Brown). Je nachdem diese Spaltung mehr oder weniger tief in der Coriumschicht erfolgt, werden die Lappen verschieden bezeichnet. Eine einheitliche Benennung derselben jedoch (bezüglich Dicke) fehlt noch, weshalb in der Literatur große Verwirrung besteht. Zudem werden einzelne, allgemein gebräuchliche Bezeichnungen verschieden interpretiert. Die Schaffung einer einheitlichen Nomenklatur ist daher dringlich.

Earl C. Padgett [119] war der erste und wohl auch derjenige, der sich am eingehendsten mit den verschiedenen Lappendicken befaßt hat. Die mit dem

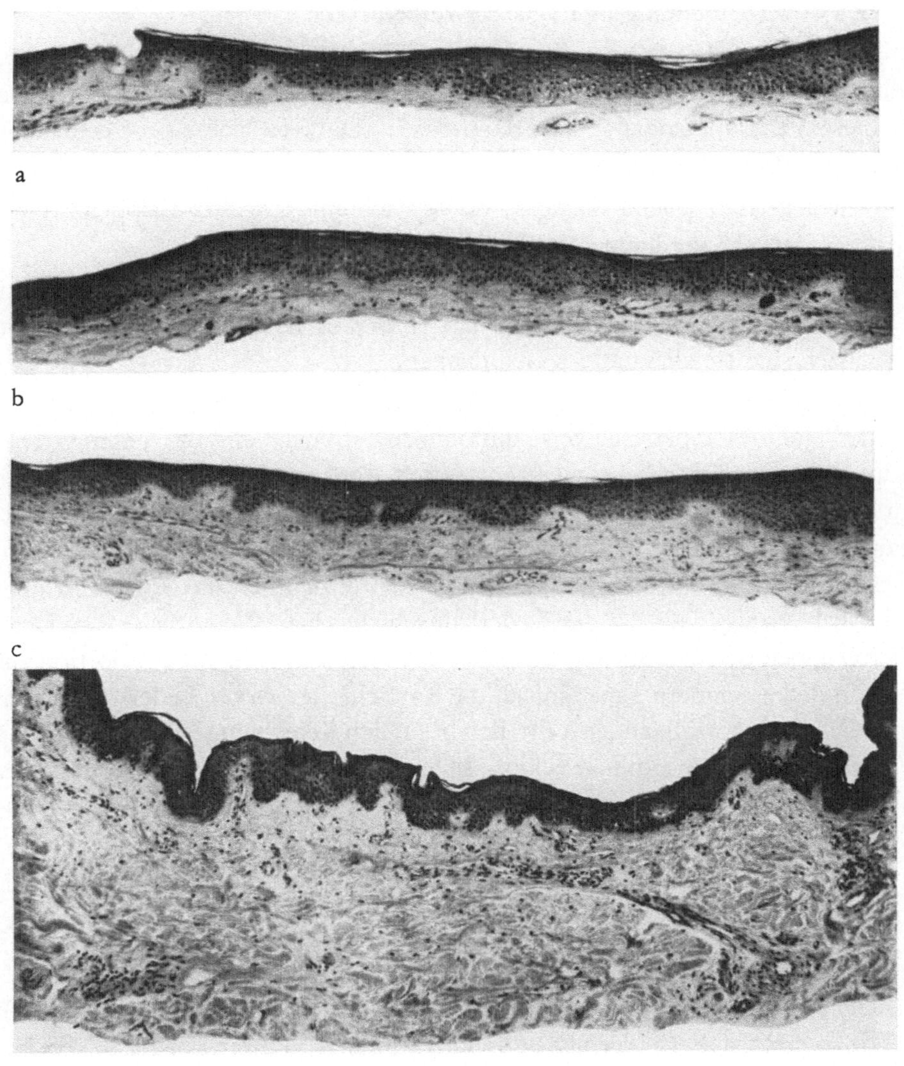

Abb. 8a—d. Die verschiedenen Lappendicken (Anteil der Coriumschicht). a Dünnster Thiersch-Lappen. b Normaler Thiersch-Lappen = dünner Spalthautlappen. c Mittlerer Spalthautlappen. d Dicker Spalthautlappen („Dreiviertellappen")

nach ihm benannten Dermatom entnommenen Hautlappen bezeichnete er wie folgt:

1. Den *dünnsten* nannte er eigentlichen Thiersch-Lappen. Seine Messungen ergaben eine Dicke von 0,008—0,01 inch.

2. Als *mitteldicken* Lappen bezeichnete er den „Split graft" (= Spalthautlappen) oder „superficial intermediate skin graft" (Dicke: 0,012—0,016 inch).

3. Zunehmend an Dicke folgte der „deep intermediate skin graft" bzw. „*three quarter thickness graft*" (Dicke: 0,018—0,022 inch).

Zu dieser Einteilung ist folgendes zu bemerken:

Daß der *dünnste* als eigentlicher *Thiersch-Lappen* bezeichnet wird, ist durchaus richtig, denn Thiersch forderte, so dünn als möglich zu schneiden. Es sei in diesem Zusammenhange auf das Kapitel: „Die Geschichte der freien Hauttransplantationen" verwiesen.

Nicht logisch scheint dagegen, die Bezeichnung „Spalthautlappen" lediglich dem *mitteldicken* Lappen vorzubehalten.

Die Eigenschaft des Gespaltenwerdens trifft für alle drei Kategorien zu. Der Unterschied liegt lediglich in der Tiefe, in der die Spaltung erfolgt. Demnach sind sie allesamt Spalthautlappen.

Schließlich noch ein Wort zum „*Dreiviertellappen*": Wird dieser an der Außenseite des Oberschenkels entnommen, so mag ein tief geschnittener Lappen $^3/_4$ der Lederhautschicht umfassen und trägt somit seinen Namen zu Recht. Erfolgt jedoch die Entnahme an anderen Körperregionen (die Lederhaut variiert bekanntermaßen in ihrer Dicke je nach Körperregion, Alter und Geschlecht sehr stark), so beträgt die Dicke gelegentlich mehr, zumeist aber erheblich weniger als $^3/_4$ der Lederhautschicht. Das Wesentliche am Dreiviertellappen ist nicht die mit dieser Bezeichnung ausgedrückte Proportion zur Gesamtdicke, sondern ganz einfach die Tatsache der *dicken* Lederhautschicht mit allen ihr innewohnenden Vorteilen bezüglich Reichhaltigkeit an elastischen Fasern usw. Es ist somit zwecklos, sich an diesen Ausdruck zu halten, der nicht das Wesentliche hervorkehrt. Es ist viel zutreffender, von *dickem Spalthautlappen* zu sprechen.

Auf Grund dieser Ausführungen schlägt Verfasser die folgende Einteilung vor:

I. Die Spalthautlappen

1. Der *dünne Spalthautlappen* (Epidermislappen, eigentlicher Thiersch-Lappen). Er besteht aus Epidermis und einer dünnen Coriumschicht, 0,008 bis 0,01 inch = 0,2—0,25 mm.

2. Der *mittlere Spalthautlappen* („superficial intermediate split skin graft" Padgetts), auch „medium graft" oder „midthickness graft" genannt, 0,012 bis 0,016 inch = 0,3—0,4 mm.

3. Der *dicke Spalthautlappen* (auch *Dreiviertellappen*, „three -quarter-thickness graft", „greffe de trois quarts" genannt) 0,018—0,022 inch = 0,5—0,6 mm.

II. Der Vollhautlappen: aus ganzer Hautschicht bestehend (engl. „*full-thickness graft*", Lawson-Wolfe-Krause-Lappen). Je nach Körperregion und Geschlecht zwischen 0,03—0,038 inch (0,88 inch = 1,0 mm) variierend (nach E. C. Padgett; nach eigenen Messungen ist der Schwankungsbereich erheblich größer).

Sämtliche oben angegebenen Dickenmaße treffen nur für *Erwachsene* zu. Bei Jugendlichen ist die Haut und besonders das Derma bedeutend *dünner*.

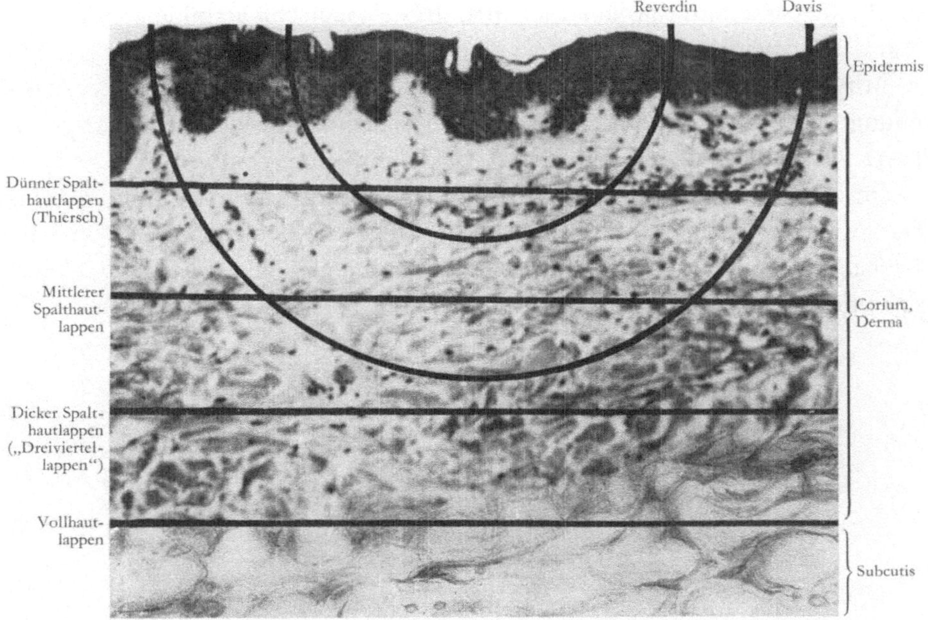

Abb. 9. Die verschiedenen Lappenarten

Darauf ist beim Schneiden Rücksicht zu nehmen. Beim Kleinkind vollends schwanken die oben beschriebenen Dickenunterschiede innerhalb so geringer Grenzen, daß praktisch nur *eine* Dicke in Frage kommt, sofern es überhaupt gelingt, beim Schneiden innerhalb der Dermaschicht zu bleiben.

Zur *Insellappen-Plastik* gehören:

1. Der *dünne Insellappen* (Reverdin), der auch an der zentralen, dicksten Partie nur wenig Corium enthält (engl. „pinch graft").

2. Der *dicke Insellappen* (Davis), an seiner dicksten Stelle aus ganzer Haut bestehend (engl. „*small deep graft*" oder „*thick pinch graft*").

3. Der „*Briefmarkenlappen*" (engl. „postage stamps").

4. Der *Maschenlappen* („mesh skin graft" nach Tanner und Vandeput).

5. *Die Braunsche Hautpfropfung.*

6. Die *Epithel-Aussaat* (v. Mangoldt/Fiddes).

Eine Kombinationsmethode nach v. Mangoldt u. Braun stellt die *Injektion von Epithelbrei nach Pels-Leusden-Reschke* dar: Statt den Epithelbrei auf der Wunde auszubreiten, wird dieser, gemäß dem Braunschen Gesichtspunkt, in die Granulationen eingespritzt. Auch hier handelt es sich im Grunde um eine Insel-Plastik, denn wir finden das Prinzip der Ausstreuung von Epithelinseln wieder, mit dem Unterschied allerdings, daß an Stelle der willkürlichen Anordnung makroskopischer Hautinseln (Reverdin, Davis) die unwillkürliche Ausstreuung mikroskopischer Epithelelemente tritt. Beide jedoch müssen erst sekundär durch Regeneration eine zusammenhängende Hautschicht bilden und darin liegt das Gemeinsame.

Mit Bezug auf den zu deckenden Wundgrund ist noch eine große Zweiteilung vorzunehmen, je nachdem die Verpflanzung auf eine *frische, aseptische Wunde* oder auf eine *granulierende Wundfläche* vorgenommen wird.

Im ersteren Falle sprechen wir von *primärer*, im letzteren von *sekundärer Transplantation* („delayed skin grafting"). Auch die Transplantation auf abgeschabtes Granulationsgewebe gehört naturgemäß zur *sekundären* Transplantation.

Die Technik der freien Hauttransplantationen

Allgemeine und lokale Vorbereitung des Patienten
auf die Transplantation

Die *allgemeine* Vorbereitung des Patienten stellt im allgemeinen keine Probleme. Es ist ja nicht so, daß man nur bei optimalem Allgemeinzustand Hauttransplantationen ausführt. Unter gewissen Bedingungen (Verbrennungen) müssen solche ausgeführt werden, um den Allgemeinzustand zu bessern, ja gelegentlich geradezu, um den Patienten zu retten. Wenn dies dafür spricht, daß man auch bei schlechtem Allgemeinzustand transplantieren kann oder muß, so ist doch immerhin auf gewisse Grundvoraussetzungen zu achten. Im Vordergrunde stehen der Protein- und Hämoglobingehalt des Blutes. Nach Earl C. Padgett [120] sollen sich die Anheilungsbedingungen um $^1/_3$ bis $^1/_2$ verschlechtern, sobald der Hämoglobingehalt unter 65% des Normalwertes liegt. Die Anämie begünstigt das Aufkommen von Infektionen. Daß in diesem Zusammenhange der Eisengehalt des Serums sowie die Salzsäureverhältnisse des Magensaftes zu untersuchen sind, versteht sich von selbst, da von letzterem weitgehend die Fähigkeit zur Resorption des Eisens aus der Nahrung abhängt. Ferner disponiert eine Hypoproteinämie bekanntlich zu schlechter Wundheilung und schlechter fibrinöser Verklebung der Wundflächen, ferner zu erhöhter Empfindlichkeit gegenüber Infektionen, da der Bluteiweißmangel die Antikörperbildung beeinträchtigt. In solchen Fällen werden am besten Vollbluttransfusionen vorgenommen. In zweiter Linie kommen Plasma-Transfusionen, parenterale Gaben von Aminosäuren, von γ-Globulinen und vor allem proteinreiche Nahrung in Frage.

Alle Mangelzustände gehen meistens mit Avitaminosen geringeren oder stärkeren Grades einher. Es ist daher auch für genügende Vitaminzufuhr zu sorgen. Das wichtigste ist hier Vitamin C.

Die lokalen Voraussetzungen für die Anheilung

a) Allgemeine Gesichtspunkte

Für die *Beurteilung der Transplantationsbereitschaft* einer Wunde sind prinzipiell zweierlei Faktoren maßgebend: Einerseits die *morphologisch-histologische Beschaffenheit*, d.h. ihre Fähigkeit, dem Transplantat als Nährboden zu dienen, und andererseits ihr *Keimgehalt.* Für erstere ist das *Aussehen* der Wunde maßgebend, für letzteren dagegen Art und Menge der in der Wunde befindlichen Keime.

Wenn wir unter diesen Gesichtspunkten die *frische* mit der *granulierenden Wunde* und somit Vor- und Nachteile der *primären* mit jenen der *sekundären* Transplantation vergleichen, so ergibt sich:

Bei einem *frisch* gesetzten Hautdefekt liegen, abgesehen von den akzidentellen Wunden, aseptische Verhältnisse vor und dies bedeutet einen wichtigen Vorteil der *primären* Transplantation. Anders verhält es sich mit den morphologisch-histologischen Anheilungsbedingungen: Je nach den örtlichen Verhältnissen können diese u. U. recht ungünstig sein. Nach Ausschneidung einer narbigen Hautpartie, die unmittelbar dem Knochen aufliegt, finden wir den untauglichsten Empfangsboden vor. Aber auch im günstigsten Falle stellt der frisch gesetzte Wundgrund ein für die Ernährung des Transplantates *unvorbereitetes Substrat* dar.

Bei der *sekundären Transplantation,* d.h. bei der Aufpflanzung auf die *granulierende* Wunde, liegen die Dinge gerade umgekehrt: Hier ist die Ernährungsbereitschaft für das aufgesetzte Transplantat eine außerordentlich große, da das Granulationsgewebe aus zahlreichen, senkrecht emporstrebenden feinsten Gefäßen besteht, die auf die Übernahme einer neuen Aufgabe geradezu warten. Dagegen sind die Voraussetzungen in *bakteriologischer* Hinsicht ungünstiger, denn jede offene granulierende Wunde ist prinzipiell als infiziert zu betrachten.

Ferner ist die *Lage* der Wunde von Bedeutung: Bei Wunden an *abhängigen Körperpartien,* auf der *Unterseite* des *liegenden Patienten* und an der unteren Extremität ganz allgemein, sind die natürlichen Heilungsvorgänge schon ohnehin behindert und zwar aus Gründen der verminderten Blutzirkulation: Venöse Stase, Neigung zu Ödembildung und schlechte arterielle Durchblutung sind Glieder in der Kette eines circulus vitiosus, der nur durch *Hochlagerung der betroffenen Körperstelle* unterbrochen werden kann. Dies gilt besonders für die *untere* Extremität, wo die erwähnten Faktoren um so einschneidender sind, je distaler die Wunde gelegen und je ausgedehnter sie ist. Bei Wunden am *Rücken* kann die Lagerung auf den Bauch — wenigstens für eine gewisse Zeit — notwendig werden, desgleichen bei Wunden an der *Wade* oder der *Ferse.* Jedenfalls muß man sich darüber im klaren sein, daß die *Heilungsbedingungen bei der „hängenden" Wunde um ein Vielfaches verschlechtert sind.*

b) Die Vorbereitung der frischen Wunde auf die Transplantation

Der Begriff *primäre* Transplantation schließt implicite eine eigentliche Wundvorbereitung aus, denn er bedeutet: Transplantation auf *frisch gesetzte* Wunde. Diese letztere jedoch muß im Hinblick auf ihre Tauglichkeit als Empfangsboden beurteilt werden und daher können besondere Maßnahmen notwendig werden. Dabei variieren die Kriterien, je nachdem ob ästhetische und funktionelle Erfordernisse an das Transplantat gestellt werden oder nicht. Im allgemeinen erlaubt beispielsweise das frisch freigelegte Unterhautfettgewebe eine sofortige Aufpflanzung. Die angeheilten Lappen bekommen jedoch hier leicht ein unschönes Aussehen. Einerseits ist das Unterhautzellgewebe durch seine Fettrauben an sich schon uneben. Zum anderen neigt es nach seiner Bloßlegung leicht zu kleineren Nekrosen. Diese brauchen nicht unbedingt Ausfälle in der Kontinuität des Transplantates zu bewirken, jedoch erfolgt die Anheilung ungleichmäßig. Wie schon im Kapitel über die histologischen Vorgänge bei der Anheilung beschrieben wurde, werden kleinere Nekrosen im Epithel durch Regeneration ersetzt, wobei degenerative und reparative Vorgänge nebeneinander hergehen. *Unter* dem Epithel aber kommt es durch solche Prozesse zu kleineren oder größeren Narben, die dem Transplantat ein unebenmäßiges, marmoriertes Aussehen verleihen. Bei dickeren Spalthautlappen ist damit auch der Verlust der Elastizität verbunden. Daher ist es meist besser, nach Ausschneidung eines pathologischen Hautgebildes (Naevus usw.) zunächst die Bildung eines Granulationsrasens abzuwarten, um dann (im allgemeinen nach 4—8 Tagen) *sekundär* zu transplantieren.

Die Verschiebung der Transplantation („delayed skin grafting") wird zum absoluten Erfordernis, wo nackte Sehnen, Knorpel oder Knochen freiliegen. Immerhin erlaubt Spongiosaknochen ein Angehen der Hautlappen. Wo die örtlichen Verhältnisse es erlauben, können durch Abmeißeln der Corticalis die entsprechenden Voraussetzungen geschaffen werden.

Um bei *frischer Wunde* die Bildung von Granulationsgewebe zu fördern, hat sich uns am besten die simple Vioformgaze bewährt. Diese wird aufgelockert (nicht in dichten Lagen) über der Wunde ausgebreitet und durch einen äußeren Verband unter leichter Kompression gehalten. Nach 3—4 Tagen wird auf feuchte Umschläge übergegangen und zwar vorerst am besten mit physiologischer NaCl-Lösung, später u. U. mit $0,5^0/_{00}$iger Argentum nitricum- oder mit Furacinlösung bzw. mit Chloramin $0,5\%$. Nun darf der richtige Moment für die Transplantation nicht verpaßt werden. Sobald ein ebenmäßiger Rasen von hochroten Granulationen vorhanden ist, muß transplantiert werden. Durch zu langes Zuwarten werden die Granulationen nur wieder schlechter. Nach 4—8 Tagen sollte jedenfalls die Wunde transplantationsbereit sein.

c) Die Vorbereitung der granulierenden Wunde auf die Transplantation

Besteht eine granulierende Wunde als Ausgangslage, wie dies nach Verbrennungen der Fall ist, oder mußte die Thierschung wegen vordringlicher anderer Maßnahmen hinausgeschoben werden, wie dies bei Mehrfachverletzten oft notwendig ist, so bedarf die granulierende Wunde einer besonderen Vorbereitung. Als ungeeignet für die Transplantation bezeichnen wir Granulationen, die dick, grob und glasig aussehen. Zumeist gestalten die hypertrophischen Granulationen den Wundgrund ausgesprochen uneben.

Abgesehen vom bakteriologischen Standpunkt ist der schwammige Wundgrund auch aus Gründen ungünstig, die mit den histologischen Vorgängen bei der Anheilung zusammenhängen: Wir wissen, daß sich das Granulationsgewebe schließlich in sklerotisches Narbengewebe umwandelt. Damit aber ist eine *Schrumpfung des Gewebes* verbunden, die um so erheblicher ist, je dicker die Granulationsschicht war. Mit der Retraktion der Unterlage schrumpft natürlich auch das Hauttransplantat. An diese Tatsache werden wir ganz besonders dann denken müssen, wenn wir auf Stellen transplantieren, bei denen es gerade darauf ankommt, jede stärkere sekundäre Schrumpfung zu vermeiden, so z.B. auf der Beugeseite von Gelenken (Beugekontrakturen!), ferner im Gesicht, vornehmlich in der Gegend des unteren Augenlides (Ektropion!) usw. All dies unter der Voraussetzung, daß der Lappen überhaupt definitiv anheilt, was bei *dicker* Granulationsschicht immer zweifelhaft ist: Auch wenn das Hautstück vorerst angeheilt scheint, so darf man sich nicht zu früh des Erfolges freuen. Oft genug erlebt man es, daß sich nachträglich, bei der geringsten mechanischen Beanspruchung, die ganze Granulationsschicht mitsamt dem aufliegenden Thiersch-Lappen von ihrer Unterlage ablöst.

Man kann versuchen, die groben und glasigen Granulationen in lebhafte rote und feine umzuwandeln, etwa durch Umschläge mit hypertonischer Kochsalz- oder Traubenzuckerlösung, auch durch Auflegen von Streuzucker. Man stellt sich dabei vor, durch die „wasserziehende" Wirkung dieser Mittel das Ödem zu bekämpfen, das jene Granulationen auszeichnet. Diese Mittel haben jedenfalls nur einen Sinn als kurzdauernde Anregung. Im übrigen ist ein endgültiger Erfolg von solchen Maßnahmen kaum zu erwarten. Man begibt sich damit nur auf einen langen, mühsamen und unsicheren Weg.

Viel besseres leistet der *Druckverband,* der hier von grundlegender Bedeutung ist. Es ist ein biologisch interessantes Phänomen, daß Granulationen, die einem gleichmäßigen milden Druck ausgesetzt werden, schöner gedeihen, als wenn man sie frei im atmosphärischen Druck der Außenwelt emporsprießen läßt. Durch den Druckverband gelingt es oft, glasig-ödematöse Granulationen in feine, frischrote umzuwandeln, wo man es nicht vorgezogen hat, die Wunde von Anfang an unter Druck zu setzen, um alle unebenen und groben Granulationsbildungen hintanzuhalten.

Die Wirkung des Druckverbandes ist wohl z.T. auf eine *Behinderung der venösen Stase* zurückzuführen. Der Blutrückfluß aus den Beinen zum Herzen wird ja neben der Herzaktion und der Saugwirkung der Thoraxbewegungen vor allem auch durch das Muskelspiel gefördert: Jede Muskelkontraktion pumpt aktiv das venöse Blut gegen das Herz zurück. Voraussetzung dazu ist jedoch ein allseitig intakter Hautüberzug, der bei der Muskelkontraktion dem dadurch erhöhten Innengewebsdruck auch von außen her ein elastisches Widerlager entgegenstellt. Wo der Hautüberzug fehlt, da werden alle Körpersäfte nach der Wundoberfläche zu abgedrückt, wodurch es dort zu venöser Stase, Ödembildung und Säfteverlust kommt. Durch den Druckverband versucht man somit die physiologischen Verhältnisse des Innengewebsdruckes wieder herzustellen. Je größer der Hautdefekt ist, desto mehr werden sich die Erscheinungen der gestörten Gewebsdruckverhältnisse geltend machen.

Alte hypertrophe und chronisch-ödematöse Granulationen lassen sich oft durch nichts mehr beeinflussen und in diesem Falle müssen sie *abgeschabt* werden. Wie tief man dabei zu gehen hat, ergibt sich von selbst: Das sulzige Granulationsgewebe liegt stets butterweich einem derben Grund auf. Dieser bietet dem schabenden Instrument Widerstand und zeigt damit die richtige Schicht an. Alles, was darüber liegt, muß dem scharfen Löffel zum Opfer fallen. Die Abtragung kann auch durch *tangentiales Abschneiden der Granulationen* mit großem Messer erfolgen. Das Abschaben läßt eine traumatisierte Wunde zurück, die zu Blutung und Wiederaufflackern der Infektion prädisponiert. Daher wird nach Abtragung der Granulationen zunächst ein feuchter Kompressionsverband mit Chloramin oder Furacin angelegt und erst nach 2—3 Tagen transplantiert, sofern alle Entzündungserscheinungen abgeklungen sind. Es ist davon abzuraten, auf die frisch abgeschabte Wunde zu transplantieren.

Jede granulierende Wunde ist prinzipiell als misch-infiziert zu betrachten. Sofern aber keine Allgemeinerscheinungen vorliegen und keine stärkere Eiterung besteht, hat diese Infektion mehr *theoretische* als praktische Bedeutung. Bezeichnend ist, daß die Infektion unter dem Transplantat „erstickt". Wie später dargestellt, wird diese Tatsache dazu benützt, um durch „provisorische Thierschung" aseptische Wundverhältnisse zu schaffen, und zwar im Hinblick auf später notwendige gestielte Plastiken usw.

Die lokale Standardbehandlung für granulierende Wunden ist der *feuchte Umschlag* mit leicht antiseptischen, *gewebetonisierenden* Lösungen. Dabei ist der letztgenannten Eigenschaft der Vorrang einzuräumen.

Auf resorbierbare Antibiotica wird prinzipiell verzichtet. Bei *lokaler* Anwendung neigen sie zur Bildung resistenter Keime. Dies gilt vor allem für die vielfach beliebte Streptomycinlösung (Tbc!). Das „nihil nocere" steht entschieden an erster Stelle, weshalb auch stark ätzende oder sonst reizende Lösungen zu vermeiden sind. Das Chloramin in 0,5%iger Lösung bewährt sich heute noch wie vor Jahr und Tag. Es kommen ferner in Frage: physiologische Kochsalz- oder Furacinlösung.

In Fällen, wo bleiche oder nicht recht angehende Granulationen einer Stimulation bedürfen, ist Arg. nitr. in 0,5⁰/₀₀iger Lösung sehr zu empfehlen, ein Lösungsmittel, das sich auch generell für die Behandlung der granulierenden Wunden bewährt.

Anders liegen die Dinge bei der *klinisch manifesten Infektion* der Wunde mit Fieber usw. Hier kommen Antibiotica zum Einsatz, im allgemeinen aber nicht *lokal*, sondern *enteral* oder *parenteral,* und zwar auf Grund bakterieller Untersuchungen und der Resistenzprüfung. Die Lokalbehandlung erfolgt nach wie vor mit feuchten, blanden Umschlägen. Salben jeglicher Art sind um so ungeeigneter, je akuter die Entzündung ist. Ganz besonders sind sie für die unmittelbare Vorbereitung der Wunde auf die Transplantation zu vermeiden.

Ein Spezialfall ist die *Wundinfektion mit Pyocyaneus* (Pseudomonas aeruginosa). Sie ist bekanntlich von bloßem Auge zu erkennen: Das Wundsekret nimmt intensive *blaugrüne Farbe* an, die sich auf den Verbandskompressen als Abklatsch widerspiegelt; außerdem ist der süßliche Geruch charakteristisch. Die Infektion kommt überall dort zustande, wo tiefe, der lokalen Wundbehandlung schwer zugängliche Wundtaschen bestehen. Von dort aus breitet sie sich dann auf die oberflächliche Wunde aus. Im übrigen entwickelt sich dieser Erreger gerne bei seltenem Verbandwechsel sowie bei Feuchtigkeit. Die Infektion mit Pyocyaneus ist stets außerordentlich hartnäckig. Es lohnt sich daher, sogleich bei ihrem Auftreten energisch dazwischenzutreten, um sie nach Möglichkeit im Keime zu ersticken. Für die *lokale* Behandlung eignet sich *Borsäure*, gegen die der Erreger spezifisch empfindlich ist. Sie wird in Pulverform reichlich auf die Wunde aufgestreut, wobei man nicht vergessen darf, daß sie ein Gewebsgift ist. Nach 2—3 Tagen geht man daher wieder zum feuchten Umschlag über, und zwar in diesem Falle mit Borsäurelösung („Borwasser").

In diesem Zusammenhange sei nochmals an das erinnert, was schon weiter oben hervorgehoben wurde, daß nämlich dort, wo es gilt, der Infektion rasch Herr zu werden, der eigentliche Kampf gegen die Erreger *über die Blutbahn* zu erfolgen hat. Was die *lokalen* Maßnahmen betrifft, so genügt es vollauf, wenn sie *unterstützend* wirken. *Niemals darf aber ihre bactericide Wirkung durch Gewebsschädigung erkauft werden!*

Im übrigen ist Polymycin gegen Pyocyaneus spezifisch wirksam.

Zusammenfassend sei festgehalten, daß die Vorbereitung der *chronischen,* granulierenden Wunde nicht so sehr ein *bakteriologisches,* als vielmehr ein *biologisches* Problem darstellt. Die antibakterielle Behandlung beschränkt sich bei diesen Fällen auf *blande, gewebeschonende Mittel* herkömmlicher Art. Bei *akuten* infektiösen Zuständen dagegen oder bei *hartnäckigen chronischen Eiterungen* treten die Antibiotica in ihr Recht und *dann aber ist das gesamte Rüstzeug der modernen antibakteriellen Behandlungstechnik einzusetzen, mit gezieltem Vorgehen auf Grund bakteriologischer Untersuchungen und wiederholter Resistenzprüfungen,* Berücksichtigung der Antagonismen zwischen den Eitererregern und den antibiotischen Mitteln selbst usw. Andernfalls sind Fehlresultate und Trugschlüsse an der Tagesordnung.

Den ganzen Einsatz aller Mittel verlangen ganz besonders auch die *ausgedehnten Verbrennungswunden,* wo *akute* sowie *chronische* infektiöse Zustände früher oft jeder Behandlung trotzten. Hier bedeutet die Einführung der Antibiotica immer noch einen gewaltigen therapeutischen Fortschritt.

Eine besondere Bemerkung verdient die *Behandlung der die Wunde umgebenden Haut.* Bei der Anwendung von feuchten Umschlägen kommt es leicht zu

Macerationen derselben oder zu Folliculitis, die dann ihrerseits durch die feuchten Umschläge propagiert wird. Die umgebende Haut ist daher unbedingt vor der Einwirkung der Feuchtigkeit und des Wundsekretes zu schützen. Als Abdeckmittel eignet sich immer noch hervorragend die Zink*paste* (nicht Zink*salbe*!), ferner Silikon als Salbe oder Spray.

Wo mit länger dauernden Umschlägen zu rechnen ist, da empfiehlt es sich, die Haut vor der Abdeckung mit Zinkpaste leicht zu *tannisieren*. Dies verleiht ihr eine erhöhte Widerstandskraft gegenüber allen schädlichen Einflüssen der Feuchtigkeit.

Die *Tannisierung* geschieht am besten und einfachsten mit *Tannin-Gelatine* *, die sich uns zu diesem Zwecke seit vielen Jahren hervorragend bewährt: Die Haut wird zuvor mit Äther oder Benzin entfettet. Hierauf wird die Tannin-Gelatine in dünner Lage aufgestrichen. Sie trocknet leicht ein, wird dabei klebrig und hält aufgelegte Gazen fest (ähnlich Mastisol). Frühestens nach 48 Std wird zur Zinkpaste übergegangen, die einfach über die eingetrocknete Tannin-Gelatine aufgetragen wird. Die Zinkpaste muß, wenn richtig zubereitet, eine Tendenz zur Eintrocknung haben; ist sie „salbig", so führt sie zur Maceration der Haut, statt davor zu schützen.

d) Die Beurteilung der Transplantationsbereitschaft

Wird die Wunde nach den obigen Gesichtspunkten vorbereitet, so gelingt es ausnahmslos, sie in einen Zustand zu versetzen, der die Anheilung eines aufgepflanzten Hautlappens gewährleistet. Die Bereitschaft der Wunde zur Transplantation läßt sich ohne weiteres nach dem *Aussehen* beurteilen. Liegt ein *lückenloser Rasen hochroter, feiner Granulationen* vor, so schließt dies an sich schon eine stärkere Infektion, die dem Transplantat zur Gefahr werden könnte, aus. Ein wichtiges Kennzeichen ist fernerhin das *Ausmaß der Sekretion* : Bei 1—2mal täglichem Wechsel der feuchten Kompressen dürfen sowohl die Wunde als auch die Kompresse nicht mit schmierigen, eitrigen Belägen behaftet sein. Das an der Kompresse haftende Sekret muß spärlich und mehr oder weniger dünnflüssig sein. Sind diese Bedingungen erfüllt, so kann transplantiert werden; sind sie es nicht, so darf mit einer Anheilung nicht gerechnet werden.

Wiewohl für die *Bekämpfung der Infektion* oft das ganze Rüstzeug der modernen antibakteriellen Technik erforderlich ist, so sind für die *Beurteilung*

---

* Stabilisierte Gerbsäure, in wasserlöslicher, gelatineartiger Grundlage, von der Firma Sauter früher als „Tannoderm" in den Handel gebracht.

Rp. Acidum tannicum pulv. Ph.H.V.	150,0
Diaminomethylacridinium chlorat.	1,0
Tragacantha pulv.	45,0
Methyliumparaminobenzoicum	1,2
Glycerinum conc.	200,0
Aqua dest.	620,0

der Transplantationsbereitschaft weder die Bakterienkultur noch das Mikroskop ausschlaggebend. Wichtiger ist ein *geübtes Auge*, dem sich Dinge offenbaren, die dem Mikroskop und anderen technischen Hilfsmitteln verborgen bleiben.

I. Die Flächenlappen-Plastik

1. Die Transplantation von Spalthautlappen

Die Entnahme der Hautlappen, Wahl der Entnahmestelle

Die typische Entnahmestelle ist die Außenseite des Oberschenkels. Hier ist die Lappengewinnung mit jedem Schneidegerät technisch am leichtesten. Auch ist hier die Haut in ihrer Qualität für die meisten Zwecke geeignet und schließlich stört eine u.U. zurückbleibende Narbe nur wenig. Mit zunehmender Verfeinerung der Technik jedoch machte sich immer mehr das Bedürfnis geltend, für jeden Fall die bestgeeignete Haut zu wählen. Dieser Forderung kann um so mehr entsprochen werden, als heute mit dem Dermatom Hautlappen beinahe an jeder beliebigen Körperstelle entnommen werden können. Die richtige Wahl der Spenderstelle nach individuellen Gesichtspunkten ist um so angezeigter, als die Haut je nach Körpergegend in ihrer Qualität sehr verschieden sein kann. So ist sie beispielsweise am Rücken sehr dick und widerstandsfähig, während sie auf der Innenseite der Beine und besonders der Arme sehr zart und geschmeidig ist. Je nach der Stelle, die zu überhäuten ist, und je nach dem Zweck, der mit der Transplantation verfolgt wird, kann die eine oder die andere Hautqualität erforderlich sein. Wo das Transplantat mechanischen Einflüssen besonders ausgesetzt sein wird, wählt man möglichst kräftige Haut, während beispielsweise für die oberen Augenlider, sowie überall dort, wo die Haut besonders geschmeidig sein soll, besonders zarte Haut zu verwenden ist.

Um in allen Fällen die richtige Wahl zu treffen, ist es notwendig, über die generellen Unterschiede hinaus auch die histologisch-strukturellen Eigenheiten der Haut an den verschiedenen Körpergegenden zu kennen: besonders die *Lederhautschicht* ist großen Schwankungen unterworfen, ganz besonders beim weiblichen Geschlecht. Sie kann beispielsweise am Rücken 3mal so dick als an der Außenseite des Oberschenkels und 4—5mal so dick als an der Innenseite des Oberarmes sein (s. Abb. 10a—c). Ein Vollhautlappen des Rückens ist daher nicht zu vergleichen mit einem solchen der Oberschenkelaußenseite oder anderer Körpergegenden. Seine überaus dicke Lederhautschicht bereitet zudem der Anheilung besondere Schwierigkeiten. Ein „Dreiviertellappen" am Rücken entnommen würde daher für die meisten Zwecke viel zu dick ausfallen. Er wäre hier, seinem eigentlichen Sinne entsprechend, erheblich dünner zu schneiden, d.h. in der Weise, daß das Verhältnis zwischen Epithel- und Coriumdicke etwa 1:6 bis 1:10 betragen würde (statt etwa 1:25).

Auch die *Epidermis* zeigt je nach Körpergegend erhebliche Unterschiede bezüglich Dicke, besonders auch hinsichtlich Form und Dichte der Rete-Leisten. Diese sind an Stellen größerer mechanischer Beanspruchung stärker entwickelt (Außenseite der Extremitäten, Rücken usw.). Schwankungen bestehen naturgemäß auch bezüglich Geschlecht und Alter.

Schließlich sind auch ästhetische Gesichtspunkte zu berücksichtigen. Was die Hautentnahme betrifft, so sind beim weiblichen Geschlechte besonders die unbekleideten Körperstellen zu schonen.

Bei Transplantationen im Gesicht ist ganz besonders auf die Farbe (Teint) der Spendehaut abzustellen. Wo diese sich nicht in die Gesichtsfarbe einfügt, erscheint sie stets als Fremdkörper. Die Halsgegend liefert hier die beste Haut. Auch Brust und Supraclaviculargrube sind geeignet, sofern es sich um kleinere Entnahmen handelt, die sich zum direkten Nahtverschluß eignen.

Bei ausgedehnten *Verbrennungen* gestatten die oft wenigen verschont gebliebenen Stellen keine Berücksichtigung obiger Gesichtspunkte. Diese fallen hier auch nicht so sehr ins Gewicht, da meist ausgesprochen *dünne* Lappen in Frage kommen, die praktisch an allen Körperstellen entnommen werden können und keine entstellenden Narben hinterlassen.

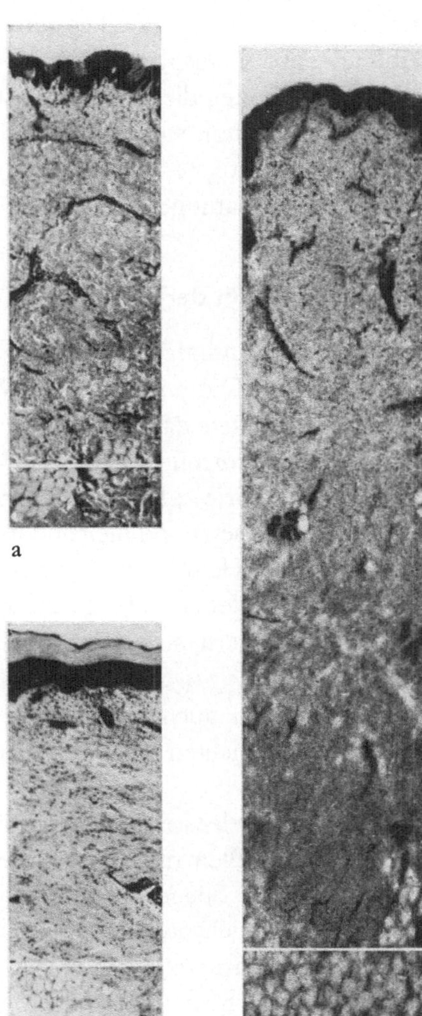

Abb. 10a—c. Dicke der Coriumschicht je nach Körperregion. a Außenseite des Oberschenkels. b Handdorsum. c Rücken

Die Vorbereitung der Haut an der Entnahmestelle

Es wurde verschiedentlich untersucht, ob sich die zu verpflanzende Haut vor ihrer Entnahme nicht biologisch vorbereiten ließe. Es ist durchaus denkbar, daß das Gewebe die Transplantation nach bestimmten vorbereitenden Maßnahmen besser aushält. Man hat versucht, die Haut in einen *Zustand leichter Entzündung* zu versetzen, um sie so gewissermaßen aktionsbereiter zu machen.

P. Rous [131] hat daher bei Versuchen an Kaninchen die Haut mit einer Mischung von Terpentin und Aceton oder mit Chloroform bestrichen. Ob weitere Versuche in dieser Richtung erfolgversprechend sind, bleibt fraglich, vor allem auch deshalb, weil es der *Wundgrund* ist, dem Aktivität wohl ansteht, während dem Transplantate wohl eine Drosselung seines eigenen Grundumsatzes am besten dienen würde. Zu positiven Ergebnissen ist man jedenfalls bisher nicht gelangt, so daß sich einstweilen die unvorbereitete Haut am besten eignet. Als wichtigste Voraussetzung gilt ihre Intaktheit und vor allem, daß sie frei sei von pathogenen Keimen.

Die Desinfektion der Haut

Hier ist ein Grundsatz maßgebend, der schon zur Zeit Thierschs heftig diskutiert wurde: Die antiseptischen Mittel dürfen die Haut nicht schädigen. Thiersch verzichtete daher völlig auf antiseptische Mittel und reinigte die Haut lediglich *mechanisch* mit physiologischer Kochsalzlösung. Er faßte seinen Standpunkt in die Worte: „Keine Antisepsis, sondern Asepsis!" Diese Auffassung hat sich durchgesetzt und niemand greift wohl heute mehr zu drastischen Maßnahmen bei der Hautdesinfektion, um so mehr, als ja bekanntlich eine völlige Keimfreiheit weder erreichbar noch notwendig ist. Ist die Haut frei von pathogenen Eitererregern, so genügt wohl eine summarische Reinigung. *Die Forderung der Nichtschädigung steht sicher obenan.* Wir verzichten also auf eine eigentliche Hautdesinfektion, auch um nicht die natürlichen antiseptischen Eigenschaften der Haut zu vernichten und deren Verlust gegen eine fragwürdige Desinfektion einzutauschen.

Beim Vorhandensein sezernierender Wunden können allerdings auch fernliegende Hautstellen mit Eitererregern behaftet sein. In diesen Fällen ist es zweckmäßig, die Spenderstelle am Vortage der Entnahme mit antiseptischen Umschlägen zu behandeln, wobei blande Desinfektionsmittel verwendet werden, die eine stärkere Reizung der Haut ausschließen (z.B. Desogen- oder Zephirollösung, beide 0,5%). Die Umschläge dürfen jedoch nicht zu lange Zeit hindurch und keinesfalls bis zur Entnahme selbst fortgesetzt werden, denn eine feuchte oder gar macerierte Haut eignet sich keinesfalls zur Entnahme. Am Vorabend der Operation wird die Haut daher mit einer trockenen sterilen Gaze bedeckt.

Im allgemeinen genügt jedoch eine Reinigung, die der Lappenentnahme unmittelbar vorausgeht: mit Äther wird die Haut entfettet und summarisch desinfiziert.

Die Anaesthesie

Wo nicht besondere Umstände eine Narkose verlangen, da geschieht die Lappenentnahme in *Lokalanaesthesie*. Wir haben nie eine Schädigung der Haut durch das Anaestheticum beobachtet, vorausgesetzt, daß keine zu hohe Konzentration verwendet und auf Adrenalin-Zusatz verzichtet wird. Wir benützen halbprozentiges *Novocain*.

Die Ausführung der Lokalanaesthesie verlangt eine besondere *Technik*, damit durch die Hautinfiltration nicht allzu große Unebenheiten entstehen. Dies ist besonders dann von Bedeutung, wenn nicht mit dem Dermatom, sondern mit dem Messer entnommen wird. Man geht am besten wie folgt vor: Die gewählte Hautzone wird, nachdem sie mit Äther bestrichen wurde, mit einem *Tinktur*-Anstrich *eingerahmt* *, einmal, um die Entnahmefläche zu markieren und vor allem, um die Hautdesinfektion dort zu vervollständigen, wo

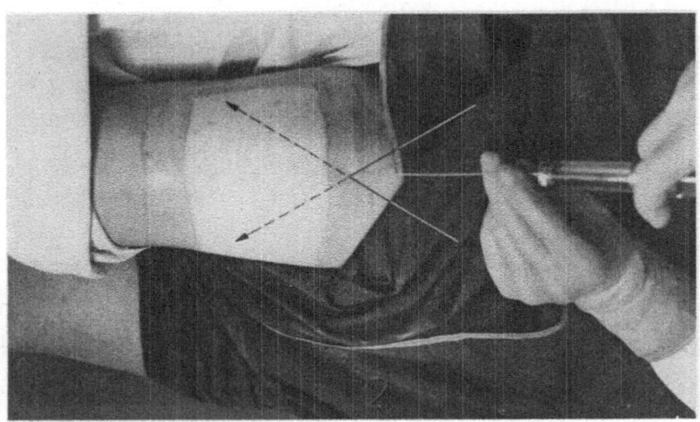

Abb. 11. Lokalanaesthesie. Die zur Entnahme bestimmte Fläche wird mit desinfizierender Tinktur umrahmt. Nur von dieser Randzone aus erfolgen die Einstiche (s. Text)

die Einstiche für die Anaesthesie erfolgen (s. Abb. 11). Die Nadellänge soll der Breite des zu entnehmenden Lappens entsprechen. Die Einstiche erfolgen somit von den mit Tinktur bestrichenen Rändern aus, wobei die Nadel von wenigen Einstichpunkten aus fächerförmig dicht unter die Haut vorgestoßen wird, um das Anaestheticum gleichmäßig und flächenhaft zu verteilen. Im allgemeinen kommt man mit wenig Lösung aus. Kleinere Quaddelbildungen und Unebenheiten sind nicht ganz zu vermeiden. Man komprimiert daher die infiltrierte Hautzone kräftig mit einer aufgelegten Gaze während 1—2 min, wodurch sich die Lösung verteilt. Im übrigen ist die Infiltration, sofern sie gleichmäßig geschieht, auch für das Schneiden von Vorteil, indem sie der Haut einen gewissen Turgor verleiht.

Die Technik der Lappenentnahme und die verschiedenen Schneidegeräte

Thiersch benützte ursprünglich ein Rasiermesser, das auch heute noch absolut brauchbar ist, zum mindesten für die Entnahme von kleineren Lappen. Wer

---

* Mercurochrom, Merfentinktur, Desogentinktur usw.

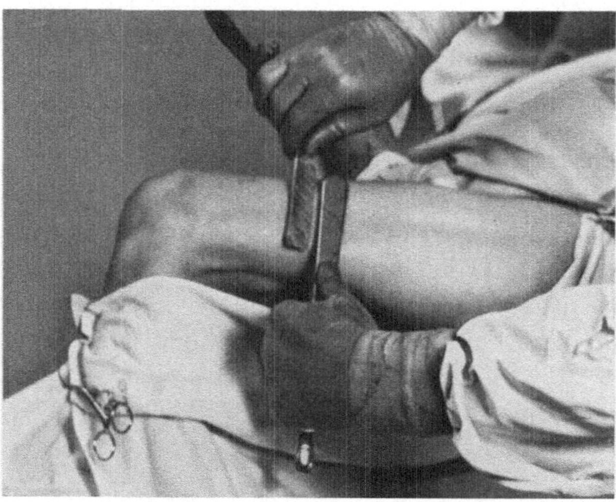

Abb. 12. Technik der Lappenentnahme mit dem Rasiermesser. Der mit der linken Hand geführte Spatel wird zur Glättung der Haut dicht vor dem schneidenden Messer hergezogen

Übung hat, der schneidet mit dem Rasiermesser auch größere Lappen und es gilt auch hier, daß die Fertigkeit wichtiger ist als das benutzte Instrument.

Voraussetzung ist ein gutes *Anspannen der Haut*, was in Längs- und Querrichtung geschieht, und zwar durch je 2 Bürsten, die mit der Borstenseite aufgesetzt werden.

Das Anspannen in *querer* Richtung läßt sich u. U. auch so bewerkstelligen, daß auf der Innen- und Außenseite der Extremität je eine Hautfalte mit der ganzen Hand kräftig abgehoben wird. Am besten wird der Spannungszustand der Haut durch einen kräftigen Metallspatel bewerkstelligt, der vor dem schneidenden Messer hergezogen wird (s. Abb. 12). Dieser wird, wie die Haut selbst, mit Borsalbe bestrichen, um ein besseres Gleiten zu ermöglichen. Mit der linken Hand geführt, wird er kräftig auf die Haut aufgedrückt und von rechts nach links herübergezogen, während das mit der rechten Hand geführte Messer mit kurzen Sägebewegungen und geringem Vorwärtsdruck dicht folgt. Das Arbeiten mit dem Spatel ist deshalb sehr vorteilhaft, weil damit die beiden, sich im Grunde widerstrebenden Funktionen — nämlich das viel Kraft fordernde Ebnen der Hautfläche und die, eine leichte Hand verlangende Führung des Messers — getrennt werden. Das Schneiden mit dem Spatel gelingt am leichtesten durch ein Messer mit geradem, starrem Griff (Messer nach Thiersch, Rehn oder Kortüm).

Mehr historische Bedeutung hat das Eymersche Schneidegerät, bei dem das Messer wie bei einer Laubsäge in einen Bügel gespannt und unter einer, die Haut ebnende Führungsplatte durchgezogen wird.

Um die *Lappendicke* besser bestimmen zu können, hat Schepelmann dicht über der Messerschneide einen verstellbaren Bügel angebracht (Abb. 13). Je

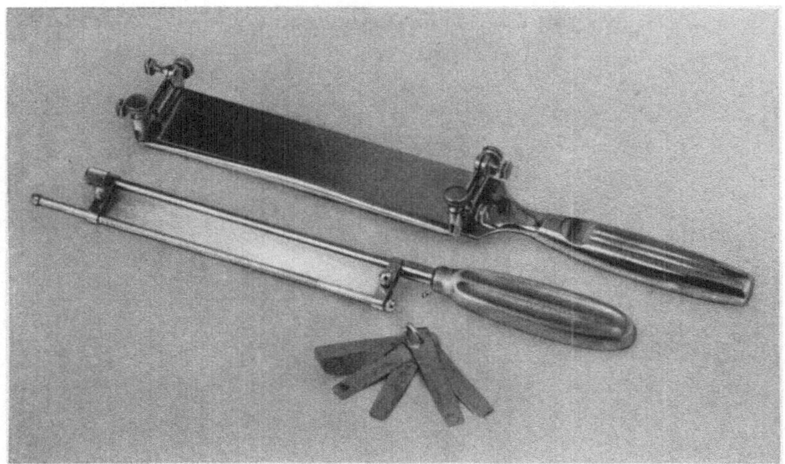

Abb. 13. Messer mit Vorrichtungen zur Einstellung der Lappendicke. Oben nach Schepelmann, unten nach Blair: Metallamellen verschiedener Dicke dienen zur Einstellung des Abstandes der Gleitschiene vom Messer

nach seinem Abstand von der Klinge können dickere oder dünnere Lappengeschnitten werden. Durch die Schwere der Klinge wird das Ebnen der Haut erleichtert. Trotzdem arbeitet man auch hier am besten mit dem oben beschriebenen Spatel, der dem Messer vorausgleitet. Auch hier besteht, wie bei allen anderen Messern, trotz Einstellung eine gewisse Abhängigkeit der Lappendicke von der Stärke des Druckes, mit dem das Messer auf die Haut aufgesetzt wird, sowie vom Grade der Anspannung der Haut. Immerhin lassen sich diese Faktoren bei einiger Übung mit einkalkulieren.

Nach einem ähnlichen Prinzip ist das Messer von Blair-Humby (s. Abb. 13) konstruiert, jedoch macht die Gleitschiene, von einer Spiralfeder überzogen zum „Roller" weiterentwickelt, die seitlichen Sägebewegungen durch diese Einrichtung nicht mit. Abwandlungen des Blairschen Modells sind die Messer von Braithwaite, von Cobbett, sowie von Watson, die alle drei mit steril verpackten, für jeden Gebrauch neu auszuwechselnden Klingen geliefert werden.

Nach völlig neuem Prinzip ist das *Padgett-Hood-Dermatom* konstruiert (Abb. 14). Es eröffnet die Reihe jener Geräte, die von der Handfertigkeit zur maschinellen Automatik überleiten: Das Messer ist starr mit einer halbkreisförmigen Trommelfläche verbunden. Bei deren Abrollen über der Haut folgt die Klinge in sägenden Bewegungen. Ihr Abstand von der Trommelfläche läßt sich durch Verstellschrauben variieren, um die Haut in verschiedenen Dicken schneiden zu können. Letztere wird durch einen Klebstoff auf der Trommelfläche zum Haften gebracht und läßt sich dadurch zeltförmig von der Unterlage abheben. Es wird somit nicht — wie bei den anderen Schneidegeräten — die plattgedrückte und angespannte Haut geschnitten, sondern umgekehrt die an die Trommelfläche herangezogene und klebende Haut. Der große Vorteil dieser Tatsache ist, daß sich mit dem Dermatom Hautentnahmen auch an völlig un-

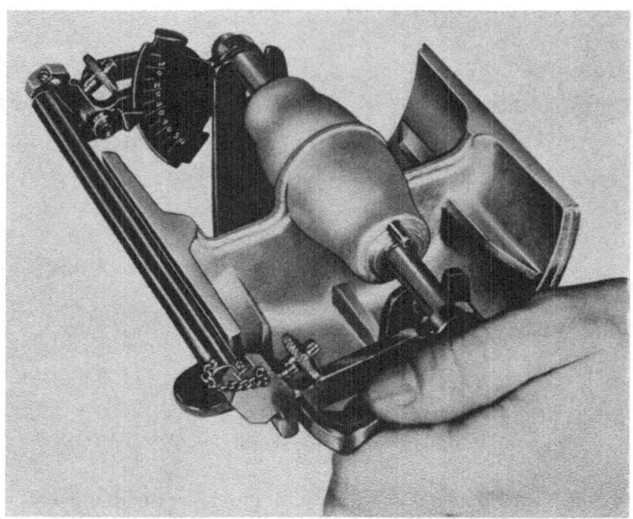

Abb. 14. Padgett-Hood-Dermatom. Oben links die Skala zur Einstellung des Messer-abstandes von der Trommel (Lappendicke)

ebenen Körperstellen bewerkstelligen lassen, wie beispielsweise am Halse, über den Rippen, sowie beinahe an beliebigen anderen Körperstellen, besonders wenn diese zuvor mit physiologischer NaCl-Lösung infiltriert werden. Bis auf gewisse Einschränkungen, auf die noch zurückzukommen ist, lassen sich mit dem Padgett-Hood-Dermatom je nach Einstellung des Messers die Lappen tat-sächlich in der gewünschten Dicke schneiden, denn Druck und Anspannung der an der Trommelfläche klebenden Haut bleiben konstant.

Technische Einzelheiten für den Gebrauch des Padgett-Hood-Dermatoms

Das Dermatom soll *quer* zur Längsachse der Extremität geführt werden, bei-spielsweise quer über den Oberschenkel. Erfolgt das Schneiden in der Längs-achse, so löst sich die Haut an den Randpartien der Trommel leicht ab.

Für die Kalibrierung der Lappen*dicke* ist die Skala in *Tausendstel von inch* eingeteilt ($^1/_{1000}$ inch $= 0,0254$ mm). Das Instrument wird mit dicken Stahl-klingen geliefert, die nach 4—5maligem Gebrauch nachgeschliffen werden müssen.

Mit Hilfe eines „adapters" lassen sich jedoch auch sog. Wegwerfklingen für einmaligen Gebrauch in das Padgett-Hood-Dermatom einsetzen.

Im einzelnen geht man wie folgt vor:

Das Dermatom hängt zur Aufbewahrung in einem Stützgerät (Ständer). Vor Gebrauch wird es mit der Trommelfläche nach oben gekehrt und in dieser Stellung arretiert (s. Abb. 19d), die Gleitschiene für das Messer mit Paraffinöl

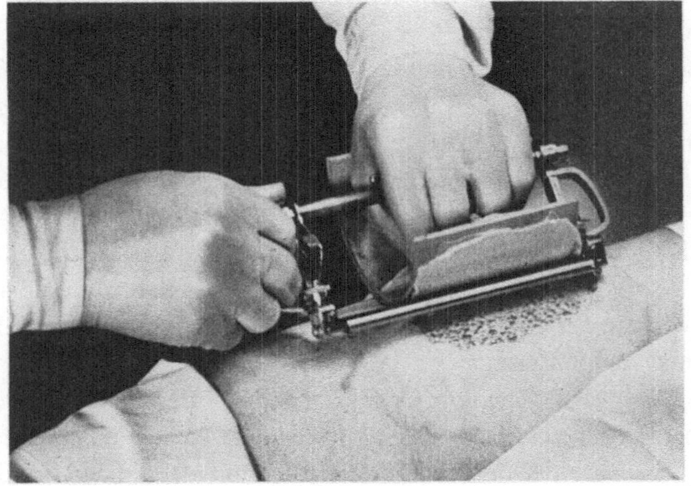

a

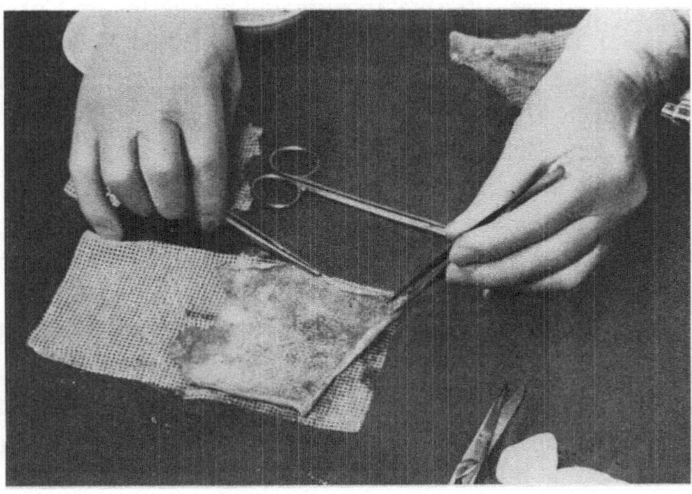

b

Abb. 15. a Lappenentnahme mit Padgett-Hood-Dermatom. b Ausbreitung des Lappens
auf Carbonet-Tüll

geölt. Die Skala wird zunächst auf maximale Weite gestellt, die Klinge eingelegt und festgeschraubt. Die Abschrägung der Messerschneide soll dabei
von der Trommelfläche *abgekehrt* sein. Nun wird die gewünschte Lappendicke
auf der Skala eingestellt. Auch von bloßem Auge läßt sich mit der Zeit der
Trommelabstand mit der Klinge einigermaßen einschätzen, indem man das
Dermatom aus dem Stützgerät heraushebt und gegen das Licht hält, in der
Weise, daß der Klingenabstand als feiner Spalt erscheint.

Das fertig montierte Dermatom wird nun wieder in sein Stützgerät eingesetzt, wiederum mit der Trommelfläche nach oben gekehrt. Es folgt nun die
Bestreichung mit Klebstoff („dermatome cement") durch einen Haarpinsel,

der keine Haare läßt. Jedes auf der Haut oder auf der Dermatomtrommel zurückgebliebene Haar beeinträchtigt die Klebefähigkeit und unterbricht die Kontinuität des Schnittes. Es werden 40—60 ml des dickflüssigen Klebstoffes in eine kleine Schale gegossen und durch Zugabe von Äther unter ständigem Umrühren so weit verdünnt, bis er sirupartige Konsistenz annimmt. Dies ist dann der Fall, wenn der Klebstoff eben beginnt, vom Pinsel herabzurinnen. Dermatomtrommel und Spenderstelle werden mit Äther entfettet, wonach beide mit Klebstoff eingedeckt werden. Da dieser auf der Haut weniger rasch eintrocknet, soll diese *zuerst* bestrichen werden. Der Klebstoff muß auf beiden Flächen leicht angetrocknet sein (was nach 40—60 sec der Fall ist), bevor das Schneidegerät in Aktion tritt.

Die Lappenentnahme. Die vom Operateur abgekehrte Schmalseite der Dermatomtrommel wird für einige Sekunden fest auf die klebende Spenderstelle aufgedrückt. Das Abrollen der Trommel erfolgt mit der linken Hand langsam auf den Operateur zu, währenddem die gleichzeitigen quer dazu verlaufenden Schneidebewegungen verhältnismäßig *rasch* und mit geringem Vorwärtsdruck zu erfolgen haben. Dabei soll man sich vor Augen halten, daß nicht die plattgedrückte Haut, sondern die an das Dermatom herangehobene Haut zu schneiden ist. Im Moment also, wo das Schneiden beginnt, soll der anfängliche Druck (zum besseren Kleben) gemildert werden, damit keine seitlichen Randwülste vom Messer mitgefaßt werden. Geschieht dies, so ist der Druck auf die Unterlage zu vermindern, ja u.U. ist das Dermatom sogar von ihr leicht abzuheben, ohne es freilich zur Loslösung der Haut von der Dermatomtrommel kommen zu lassen.

Ist der Lappen in der gewünschten Länge geschnitten, so wird die Trommelfläche gegen den Operateur gekehrt und die Lappenbasis mit dem Messer oder der Schere durchtrennt. Nun wird das Dermatom wieder, mit der Trommelfläche nach oben gekehrt, in sein Stützgerät eingebracht. Der Lappen klebt in ganzer Ausdehnung auf der Trommelfläche und kann nun durch Auflegen eines Wundabklatsches mit dem Messer in der Weise zugeschnitten werden, daß Lappen und Empfängerwunde sich genau entsprechen (Abb. 19). Das auf der Trommel klebende Hautstück wird nun mittels eines in Blut getränkten Stieltupfers abgelöst (Blut sowie Wasser, Öl und Talk-Puder heben die Klebkraft des „Leimes" auf). Es ist nun zur Verpflanzung bereit.

Man kann auch so vorgehen, daß die Umrisse des gewünschten Hautstückes direkt auf die Spenderzone aufgezeichnet werden. Der Klebstoff wird nur innerhalb der Konturen aufgetragen, während außerhalb derselben die Haut mit Mineralöl oder mit Talg-Puder bestrichen wird. Auf diese Weise schneidet das Dermatom von vornherein die Haut in gewünschter Form.

Persönlich bevorzugt Verfasser jedoch die erstbeschriebene Technik, da die Ausschneidung auf der Dermatomtrommel eine noch genauere Lappenbegrenzung ergibt und vor allem auch verhindert, daß der Lappen gegen die Ränder zu dünner ausfällt, wie dies bei der letztgenannten Technik unvermeidlich ist.

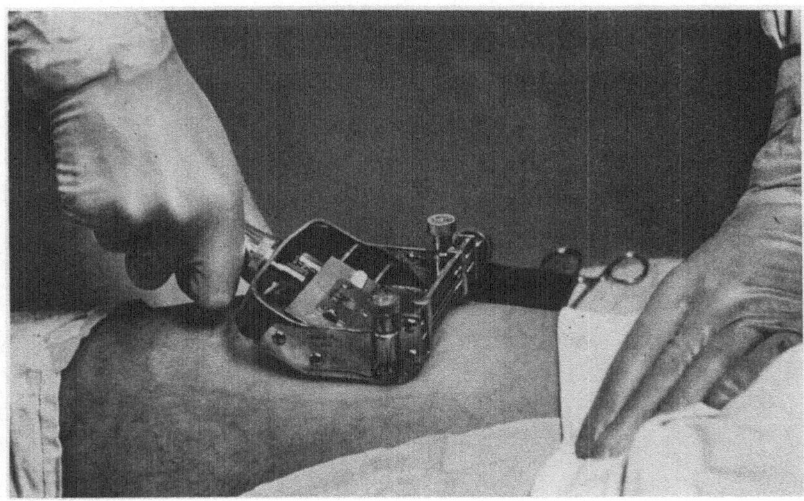

Abb. 16. Elektro-Dermatom nach Brown im Gebrauch

Erweist sich der Lappen während des Schneidens als zu dick oder zu dünn, so kann die Einstellung der Skala entsprechend korrigiert werden, ohne das Dermatom ab- und neu anzusetzen.

Mißlingt dagegen die Entnahme, etwa durch ungenügendes Kleben oder durch Hinwegrutschen der Klinge über die Haut (bei zu dünner Einstellung der Skala), so muß allerdings das Manöver abgebrochen und neu vorbereitet werden. Der Klebstoff wird auf der Haut mit Äther oder Benzin abgerieben, auf der Dermatomtrommel am besten mit einer *trockenen* Gaze. Bevor er neu aufgetragen wird, sind alle Blutspuren zu entfernen, da Blut — wie oben erwähnt — den Klebstoff unwirksam macht. Statt des flüssigen Klebstoffes kann auch ein *Klebebelag* „Padgett Dermatome 3 M Tape" oder „Sterigreffe" benützt werden, mit dem die Spenderstelle überzogen wird. Der entnommene Lappen bleibt beim Darüberführen des Dermatoms an der beidseitig klebenden Polyäthylenfolie haften.

Auch andere Klebebeläge sind in den letzten Jahren auf den Markt gelangt. Bei der Kalibrierung des Lappens ist die Dicke des Klebebelages zu berücksichtigen, indem auf der Skala je nach Belag 0,003—0,005 inch zuzugeben sind. Weitere Einzelheiten sind aus den entsprechenden Prospekten ersichtlich.

Eine Modifikation des Padgett-Hood-Dermatoms stellt das *Reese-Dermatom* dar. Es ist etwas schwerer, erlaubt jedoch eine genauere Einstellung der Lappendicke. Während des Schneidens läßt sich diese freilich kaum mehr korrigieren. Mit dem Reese-Dermatom wurde übrigens das Prinzip des Klebestreifens *zuerst* eingeführt.

Auf ganz anderem Prinzip beruht das *Elektrodermatom nach H. M. Brown* (Abb. 16), das äußerst einfach in der Handhabung ist. H. M. Brown hat das Instrument während des 2. Weltkrieges auf den Philippinen konstruiert, vor allem auf den Zweck abgestellt, bei Schwerverbrannten rasch Hautstreifen unbegrenzter Länge schneiden zu können. Während es unter mäßigem Druck langsam über die Haut geführt wird, schneidet die elektrisch angetriebene, quer oscillierende Klinge Lappen von beliebiger Länge. Ihre *Dicke* wird bei älteren Modellen durch zwei seitliche Schrauben eingestellt, die möglichst simultan zu verstellen sind. Beim neuen Modell erfolgt die Einstellung durch eine einzige seitlich angebrachte Schraube, was mechanisch zweifellos eine Verbesserung darstellt. Der Genauigkeit für die Einstellung der Lappendicke sind jedoch Grenzen gesetzt, denn sie bleibt bis zu einem gewissen Grade vom Druck abhängig, mit dem das Instrument auf seine Unterlage aufgesetzt wird.

Die neuesten Modelle sind nicht mehr elektrisch, sondern durch *Preßluft* angetrieben. Dadurch wird die Frequenz der Oscillationen erhöht, was praktisch jegliche Vibration ausschaltet. Die Einschaltung erfolgt am Handgriff und nicht mehr durch Fußschaltung, wie dies beim Elektrodermatom älterer Bauart der Fall ist.

Auf analogem Prinzip beruht die Konstruktion des vorzüglichen *Hall-Air-Dermatoms,* das ebenfalls mit Preßluft angetrieben wird und völlig fibrationsfrei arbeitet. Es hat zudem den Vorteil, daß für jeden Gebrauch eine neue Klinge vorgesehen ist, weshalb das Instrument mit 100 Klingen geliefert wird. Die Einstellung der Lappendicke erfolgt durch eine einzige zentrale Schraube. Auch die *Breite* des zu schneidenden Lappens kann reguliert werden (wie übrigens auch beim Brownschen Dermatom).

Konstruktionsmäßig gehört in diese Reihe der Apparate auch das italienische *P.M.G. (Pariente, Miotti, Gramiccia)-Dermatom.* Es wird *elektrisch* angetrieben und hat im übrigen ähnliche Eigenschaften wie das Brownsche und das Hall-Air-Dermatom.

Ebenfalls in diese Reihe gehören die in jüngster Zeit konstruierten Elektrodermatome einfachster Art, bei denen sich für jeden Gebrauch eine gewöhnliche Rasierklinge (Gilette usw.) einspannen läßt. Die geschnittenen Hautstreifen sind dementsprechend schmal. Die Einfachheit der Handhabung jedoch macht diese anspruchslosen Apparate sehr geeignet zum raschen Entnehmen *dünner* Spalthautlappen.

Das *Castroviejosche Elektrodermatom* analoger Bauart ist speziell für *Schleimhautentnahmen* konstruiert. Seine knappen Dimensionen gestatten es, beispielsweise von der Innenseite der Unterlippe Schleimhautstreifen für Lidplastik usw. zu entnehmen.

Das *Stryker-Rolo-Dermatom,* elektrisch oder pneumatisch angetrieben, ist eine Konstruktion eigener Art und leicht im Gebrauch.

Auch das *Padgett-Hood-Dermatom* hat eine elektrische Version erfahren, die sich konstruktiv jedoch vom manuell betriebenen Modell völlig unterscheidet.

Ebenfalls ein Instrument eigener Bauart stellt das *Schuchardtsche Dermatom* dar. Ähnlich wie beim Padgett-Hood-Gerät wird das Messer mit der rechten

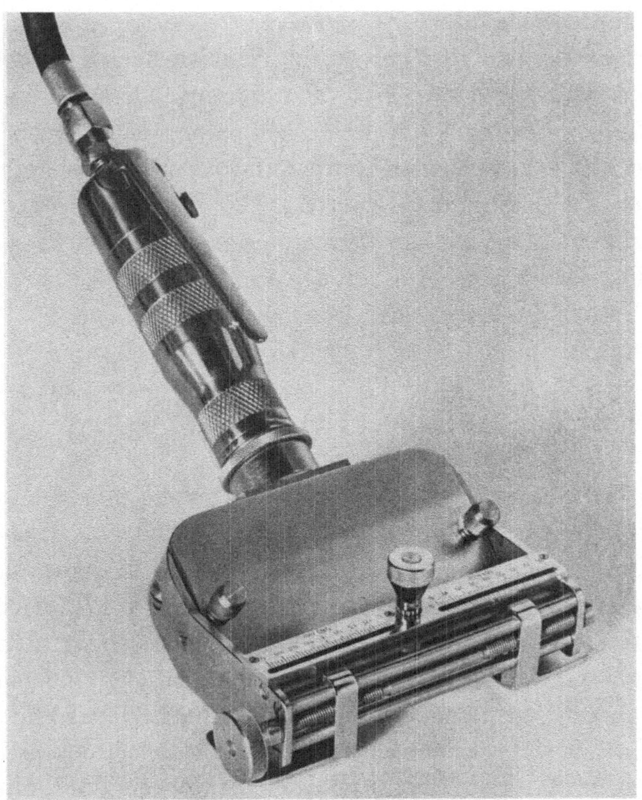

Abb. 17. Hall-Air-Dermatom, mit Preßluft angetrieben. Mittlere Schraube zur Einstellung der Lappendicke, seitliche Schraube links (im Bild) zur Einstellung der Lappenbreite

Hand hin und her bewegt, während der Apparat mit der linken Hand über die Haut hinweggezogen wird. Die Lappendicke wird in Millimeter-Bruchteilen eingestellt (Skala 1 = 0,125 mm). Der geschnittene Lappen kommt nicht an einer Trommelfläche zum Kleben, sondern bleibt frei auf dem Rahmen liegen. Wohl muß die Haut von einem Assistenten mit einem gazeumwickelten Metallspaltel oder einem Holzbrett entgegen der Zugrichtung des Apparates angespannt werden. Jedoch benötigt das Dermatom weder Klebstoff noch irgendeine Kraftquelle für den Antrieb (elektrischer Strom, Preßluft usw.). Hierin liegt zweifellos ein großer Vorteil.

Auch für Elektro- und Preßluftdermatome lassen sich Klebestreifen verwenden, die, einseitig klebend, auf die Entnahmestelle aufgezogen werden.

Der „Micropore Surgical Tape" (Fischel) besteht aus Rayonfasern, als Klebstoff dient ein synthetisches polymerisiertes Acrylat. Es hat den Vorteil, porös und durchscheinend zu sein. Die samt ihrem Belag auf die Wunde gebrachte Haut kann somit „atmen" und läßt sich in ihrem Aussehen (Farbe usw.) während der Anheilung beurteilen. Als Mangel hat die fehlende Elastizität zu gelten. Für größere und unebene Wunden muß die Haut daher samt

Belag in Stücke zerteilt und über der Wundfläche mosaikartig wieder zusammengesetzt werden.

Seiner originellen Bauart wegen sei zum Schlusse noch das 1948 von Barker konstruierte *Vacutom* erwähnt. Hier spielt die saugende Kraft eines Vakuums die Rolle, die beim Padgett- und Reese-Dermatom der Klebstoff spielt: Der Lappen wird somit, ebenfalls am Dermatom haftend, durch ein zwecks Kalibrierung verstellbares Messer geschnitten.

Hiermit sind wohl die meisten Dermatome aufgezählt. Es kann nicht unsere Aufgabe sein, alle im einzelnen für den Gebrauch zu beschreiben. Hierzu dienen die Prospekte und einzelnen Gebrauchsanweisungen.

Einzelheiten zur Einstellung der Lappendicke

Um Lappen bestimmter Dicke schneiden zu können, muß man eine zahlenmäßige Vorstellung haben von der in Millimeter (oder inch) ausgedrückten Dicke der einzelnen Lappenarten. Den nachfolgenden Angaben liegen eigene, sowie die Untersuchungen Earl C. Padgetts zugrunde [119]. Seine Klassifizierung der verschiedenen Lappen je nach Dicke deckt sich weitgehend mit der unsrigen (vgl. S. 22). Die angelsächsischen Dermatome sind auf $^1/_{1000}$ inch geeicht, die europäischen auf Millimeter ($^1/_{1000}$ inch $= 0,0254$ mm).

Converse/Brauer bezeichnen einen 0,016 inch dicken als „medium thick split thickness graft". Dies entspricht einem Mittelwert des „mittleren Spalthautlappens" und stimmt somit überein mit unserer oben angegebenen Klassifizierung. Nach Schuchardt beträgt der *Epidermislappen* (Thiersch-Lappen) 0,3—0,4 mm, der Spalthautlappen 0,7—1,0 mm. Dabei ist daran zu erinnern, daß die Bezeichnung „Epidermislappen" und „Spalthautlappen" nicht einheitlich interpretiert wird.

Es kommt hinzu, daß die Einstellung der Lappendicke bei den Trommeldermatomen gewisse Schwankungen zuläßt, abgesehen davon, daß abgeschliffene Messer den Abstand von der Trommel u. U. vergrößern. Bei den Elektro- und Preßluftdermatomen schließlich hängt die Dicke des geschnittenen Lappens, wie schon erwähnt, auch vom *Druck* ab, mit dem das Dermatom auf die Haut aufgesetzt wird.

Aus all diesen Gründen ergibt die Einstellung auf der Dermatomskala leider nicht immer genau die ihr entsprechende Lappendicke, sondern bedeutet zumeist einen *Anhaltspunkt*, wenngleich dieser, je nach Gerät, der gewünschten Dicke sehr nahekommen kann. Der Apparat bedarf somit zusätzlich der Erfahrung des Operateurs, sollen die Ungenauigkeitsfaktoren innerhalb zulässiger Grenzen gehalten werden.

Worauf es letztlich ankommt, ist, daß man lernt, das Dermatom so einzustellen, daß es Lappen liefert, die in den Schwankungsbereich der gewünschten Lappendicke fallen.

Was die Kalibrierung der Lappendicke betrifft, so sind die Dermatome den Messern (Blair-Humby, Braithwaite, Cobbett, Watson u.a.) eindeutig überlegen. Die letzteren lassen sich zuwenig genau kalibrieren, ihr Hauptmangel aber ist die *fehlende Ebenmäßigkeit*. Ihr Gebrauch läßt sich vor allem für die Gewinnung von Epidermislappen rechtfertigen. Hier leisten sie allerdings in der Hand des Geübten immer noch Vorzügliches.

Vor- und Nachteile der verschiedenen Schneidegeräte

Wenn wir vom Rasiermesser — mit und ohne Einstellung der Lappendicke — absehen, so stehen sich im wesentlichen zwei Haupttypen von Dermatomen gegenüber: Einerseits das *Trommeldermatom* (Padgett-Hood, Reese u.a.), dessen Klinge von Hand geführt wird, und andererseits das wie ein Rasierapparat über die Haut gleitende Dermatom, dessen oscillierende Klinge elektrisch oder durch Preßluft angetrieben wird.

Bei ersterem Typus wird die an die Dermatomtrommel herangezogene Haut geschnitten, bei letzterem die flachgedrückte Haut. Der Unterschied ist wesentlich und hat seine Bedeutung für die Bestimmbarkeit der Lappendicke: Beim Trommeldermatom bleibt diese während des Schneidens konstant, getreu der Einstellung auf der Skala. Eine Abhängigkeit vom Druck, mit dem das Instrument aufgesetzt wird, besteht nicht. Bei richtiger Handhabung erfolgt der Schnitt nicht an der Stelle, wo das Gerät der Unterlage aufliegt, sondern dort, wo die Haut zeltartig an die klebende Trommel herangezogen wird. An jener Stelle ist sie keinem Druck ausgesetzt. Anders bei den elektrischen oder Preßluftapparaten des zweiten Typus. Hier besteht trotz Skaleneinstellung für die Lappendicke eine gewisse Abhängigkeit vom Druck, mit dem das Instrument auf die Haut aufgesetzt wird: Bei starkem Druck schneidet die Klinge tiefer, der Lappen wird dicker. Unter diesem Nachteil leidet somit die *Genauigkeit* für die Einstellung der Lappendicke, aber auch die *Ebenmäßigkeit* des Lappens, und zwar dann, wenn das Dermatom mit wechselndem Druck geführt wird.

Trotzdem kann nicht generell dem einen oder anderen Typus der Vorzug gegeben werden. Die Wahl des Apparates — sofern verschiedene Typen zur Verfügung stehen — hängt ab von der Art der auszuführenden Transplantation, d.h. von den Erfordernissen, die wir an die Qualität des Lappens stellen. Zur Illustration mögen die folgenden Extremfälle dienen: Sehr ausgedehnte Wunden, wie sie nach Verbrennungen vorliegen, benötigen entsprechend ausgedehnte Transplantate. Diese sind schon aus ökonomischen Gründen sehr *dünn* zu schneiden, auch damit sie leicht anheilen und eine rasche und spontane Epithelisierung der Entnahmestellen ermöglichen. Dies gilt sowohl für Auto- wie für Homotransplantationen. Hier eignet sich, wie oben schon erwähnt, das Brownsche Preßluftdermatom, das PMG- sowie das Hall-Air-

Dermatom. Diese Geräte erlauben ein rasches und einfaches Arbeiten, der Lappen kann in beliebiger Länge gewonnen werden, da letztere nicht durch die Größe der Dermatomtrommel beschränkt ist. Ästhetische und Faktoren der Hautqualität spielen hier keine Rolle, die Notwendigkeit der Überhäutung als solche steht im Vordergrunde.

Anders bei *umschriebenen* Hautdefekten, bei denen ästhetische und funktionelle (beide Eigenschaften gehen Hand in Hand) Erfordernisse an das Transplantat gestellt werden müssen, wie dies im Gesicht und an anderen sichtbaren Körperstellen der Fall ist, desgleichen in der Umgebung von Gelenken sowie an mechanisch beanspruchten Körperstellen. Hier, wo mitteldicke und dickere Transplantate benötigt werden, hat das Trommeldermatom den unbestreitbaren Vorteil, Lappen von *absoluter Ebenmäßigkeit* und *genau bestimmbarer Dicke* zu liefern. Daß diese Faktoren für Aussehen und Qualität des Transplantates von grundlegender Bedeutung sind, liegt auf der Hand. Fernerhin kann der abgeschnittene Lappen, währenddem er noch an der Dermatomtrommel klebt, in gewünschter Form und Größe ausgeschnitten werden. Nur so kann der Lappen, nach Einnähung in den zu deckenden Hautdefekt, wieder in seinen ursprünglichen Spannungszustand versetzt werden (vgl. Abb. 18).

Bei Verwendung von Klebestreifen bieten allerdings auch die mechanisch angetriebenen Elektro- und Preßluftdermatome den letztgenannten Vorteil: Der entnommene Lappen bleibt hier am Klebestreifen haften und durch Ausschneiden mit der Schere kann ihm die gewünschte Konfiguration erteilt werden, zum Zwecke, ihn in ungeschrumpftem Zustand auf die Empfängerstelle zu übertragen.

Die Versorgung der Entnahmestelle

Zunächst ist die Frage zu entscheiden, ob die Spenderwunde innerhalb nützlicher Frist *spontan* zu epithelisieren vermag. Dies ist nach Entnahme *dicker* Spalthautlappen nicht immer der Fall. Um eine spontane Regeneration erwarten zu dürfen, muß der Schnitt *intradermal* erfolgt sein. Daß dies zutrifft, ist daran zu erkennen, daß zahlreiche Blutpunkte inmitten einer homogenen grau-rosafarbenen Grundschicht (Derma) auftreten. Es sind also die *intradermalen* Gefäße, die bluten, nicht etwa die geköpften Papillengefäße, wie dies heute noch vielfach von Lehrbuch zu Lehrbuch übernommen wird. Je dichter die Blutpunkte, desto günstiger die Beurteilung in bezug auf die spontane Regenerationsmöglichkeit. Auch ist zu berücksichtigen, daß bei Jugendlichen das Derma erheblich dünner ist, weshalb Spalthautlappen entsprechend dünner zu schneiden sind. Beim Kleinkind vollends ist wegen der Feinheit der Hautschicht kaum je mit spontaner Regeneration zu rechnen. Die Spenderwunde sollte daher „gethierscht" werden, wo mit spontaner Regeneration nicht zu rechnen ist. Hierzu benützt man prinzipiell Epidermislappen.

Ist eine Thierschung nicht notwendig, so erfolgt sogleich die Versorgung der Spenderwunde. Diese hat aus Gründen der Asepsis der Lappenaufpflanzung vorauszugehen, speziell dann, wenn es sich um Transplantationen auf *granulierende* Wunden handelt. Da diese letzteren immer als infiziert zu gelten haben, so können ihre Keime auf die Entnahmewunde übertragen werden, wenn an Spender- und Empfängerwunde mit denselben Instrumenten manipuliert wird. Für eine glatte Heilung der Spenderwunde ist Schutz vor Infektion unbedingte Voraussetzung. Eine Sekundärinfektion kann die Heilung Wochen und Monate hinausziehen und dadurch eine unschöne Narbe verursachen. Durch Eiterungen können zudem die in der Tiefe zurückgebliebenen Epidermisreste (Haarbälge, Schweißdrüsen usw.), von denen die Regeneration ausgehen soll, zerstört werden. Damit wird eine spontane Überhäutung überhaupt verunmöglicht. Dies ist vor allem dort der Fall, wo dicke Lappen entnommen wurden und daher die zurückbleibenden Hautelemente ohnehin spärlich sind. Wir werden also prinzipiell die Spenderwunde zuerst versorgen.

Der Verband kann auf verschiedene Weisen erfolgen, doch müssen gewisse Grundsätze befolgt werden. Wie schon hervorgehoben, steht der Schutz vor Infektion obenan. Ferner hat eine sorgfältige Blutstillung zu erfolgen. Sickerblutungen und Blutkrusten stören die Epithelisierung. Dienlich sind Wasserstoffsuperoxyd, heiße Kochsalzkompressen und anschließende Trocknung der Wunde mit dem Warmluftstrahler („Föhn"). Sofern notwendig, kann noch temporär Gelfoam, Spongostan oder Oxycel aufgelegt werden.

Zunächst erfolgt die *Abdeckung der umgebenden Haut,* denn diese kann einerseits die Wunde infizieren und andererseits durch das Wundsekret in einen Reizzustand versetzt werden. Maceration, Dermatitis, Folliculitis usw. sind die Folgen. Als Hautschutz eignet sich am besten ein Mittel, das gleichzeitig auch als Klebstoff für das aufgesetzte Verbandmaterial dient. Dieses wird somit unverrückbar auf der Haut befestigt. Es ist selbstverständlich, daß jedes mechanische Scheuern das junge, in Regeneration begriffene Epithel dauernd verletzt und daher die spontane Epithelisierung hinauszögert. Als Hautschutz und Klebstoff hat sich uns auf Grund langjähriger Erfahrung am besten die schon erwähnte *Tannin-Gelatine** bewährt. Durch leichtes Angerben macht sie die Haut resistenter, klebt und trocknet ein. Sie wird mit einem Spatel auf die Wundumgebung aufgetragen.

Nun folgt die Deckung der Wunde selbst. Lexer und Henschen empfahlen für diesen Zweck Blattsilber. Auch Telfa oder Metallin können benützt werden. Alle haben den Vorzug der glatten Fläche, die jede Traumatisierung des regenerierenden Epithels ausschließt.

Vorzüglich hat sich uns *Jelonet* (mit Petroleumgelee imprägnierte Gazemasche) bewährt. Diese wird in 2—3 Lagen so über die Spenderwunde ausgebreitet, daß ringsum ein genügend breiter Rand auf die Tannin-Gelatine zu

---

* Rp. s. S. 31.

kleben kommt. Über das Ganze wird eine dicke Lage Kerlix-Gaze (absorbierend!) ausgebreitet.

Ausgesprochen ungeeignet ist Watte für diesen Zweck; sie trocknet außen ein, bleibt aber innen feucht und behindert so die Verdunstung. Alles aber, was zur Bildung einer „feuchten Kammer" führt, soll vermieden werden.

Die äußere Sicherung des Verbandes erfolgt durch Tensoplast unter milder Kompression.

Der vielfach empfohlene „verbandlose Verband" hat sich uns — für die Spenderwunde! — *nicht* bewährt. (Über den ersten Verbandwechsel und die weitere Behandlung s. S. 60.)

Die Transplantation

a) Maßnahmen, die der Aufpflanzung unmittelbar vorausgehen

Obenan steht eine sorgfältige Blutstillung. Jede größere Blutansammlung unter dem Transplantat hindert natürlich die Anheilung und kann, wo es nicht gelingt, für Entleerung des Hämatoms zu sorgen, zum Verlust des Hautlappens führen. Bei der *frischen Wunde* ist die Blutstillung besonders wichtig. Wenn immer möglich, soll kein Nahtmaterial in die Wunde versenkt werden, da alle Fremdkörper unter dem Lappen als Isolierschicht und zudem als Ausgangspunkt für Fremdkörper-Reaktionen mit Sekretansammlungen usw. eine Rolle spielen. Trotzdem wird man nicht umhin können, spritzende Gefäße abzuklemmen, wobei die Ligatur mit allerfeinstem Catgut sicher nicht schlechter ist als eine Verschorfung. Denn die durch letztere bedingte, wenn auch noch so kleine Nekrose löst mindestens ebenso starke Reaktionen der Umgebung aus als ein feiner Catfaden. Sehr häufig genügt übrigens das bloße Fassen des Gefäßes: Wenn nach einiger Zeit die Klemme wieder entnommen wird, so ist unterdessen durch die Quetschung der Gefäßwände der körpereigene Blutstillungsmechanismus zur Auswirkung gelangt und die Blutung steht. Lexer hat bekanntlich die Blutstillung ganz sich selbst überlassen, indem er 10 min abwartete, wonach die meisten diffusen Blutungen zum Stillstand kommen. Seither hat jedoch die chemische Industrie wirksame Blutstillungsmittel zur Verfügung gestellt, die unsere Geduld weniger beanspruchen*. Vor deren Anwendung versuche man, Wasserstoffsuperoxyd aufzuträufeln, was oft allein schon zum Ziele führt.

Für flächenhafte Wunden ist das wie eine weitmaschige Gaze aussehende *Oxycel* (Parke-Davis) ganz besonders geeignet. Es kann bei sonst günstigen Anheilungsbedingungen sogar in der Wunde belassen werden, da es das Fußfassen eines Hautlappens nicht zu behindern scheint. Die weiten Maschen des Oxycel-Gewebes ermöglichen offenbar — wie Verfasser sich anhand eigener

---

* Spongostan, Gelfoam, Oxycel, Topostasin u.a.

Versuche überzeugen konnte — einen ausreichenden Kontakt zwischen Transplantat und Wundgrund. Daß man zu diesem Notbehelf nur in besonderen Fällen greift, versteht sich von selbst.

Granulierende Wunden bedürfen keiner besonderen Blutstillung, es sei denn, daß die Granulationen zuvor abgetragen wurden. Danach erfolgt allerdings stets eine stärkere diffuse Blutung, die nicht immer leicht zu stillen ist. Man lasse sich hier die nötige Zeit, warte das endgültige Sistieren jeglicher Blutung ab und verlege nötigenfalls die Transplantation auf den folgenden Tag. Dies sollte prinzipiell dort geschehen, wo eine *Abschabung* der ganzen Granulationsschicht mit dem scharfen Löffel nicht umgangen werden konnte; denn nicht nur ist eine zuverlässige Blutstillung in diesen Fällen ein langwieriges Unterfangen, sondern vor allem steht man nach der Abschabung bezüglich Infektion vor einer neuen Situation, die sich zunächst nicht beurteilen läßt: Die erfolgte Traumatisierung kann zum Wiederaufflackern von Infektionen führen. Man tut daher gut, prinzipiell mißtrauisch zu sein und 1—2 Tage vor der Aufpflanzung antiseptisch vorzubehandeln.

Wo immer der Keimgehalt einer Wunde nicht über jeden Zweifel erhaben ist — und dies ist ja bei jeder *granulierenden* Wunde der Fall —, kann kurz vor Auflegung des Lappens Nebacetin aufgeträufelt werden, dessen Wirksamkeit durch das Wundsekret nicht beeinträchtigt wird. Dies ist jedoch nur eine zusätzliche Sicherheitsmaßnahme, die für sich allein nicht ausreichend ist, wenn nicht sachgemäße Wundbehandlung und Keimbekämpfung vorausgeschickt wurden.

Der Wundgrund ist so *ebenmäßig* als möglich zu gestalten. Alle Unebenheiten geben die Voraussetzung zu Hohlraumbildungen unter dem Transplantat mit der Möglichkeit zur Ansammlung von Blut, Sekret und Luftblasen. In dieser Hinsicht sind die Verhältnisse bei den *granulierenden* Wunden in der Regel eher einfacher als bei *frischen*. Besonders das subcutane Fettgewebe läßt sich oft schwer *eben* gestalten. Je fettreicher es im übrigen ist, desto mehr ist mit nachträglichen Umwandlungen wie Fettverflüssigung, Fettnekrosen usw. zu rechnen, und wo diese auftreten, kommt es zu örtlichen Nekrosen und u. U. zur Abhebung des Lappens. Die Aufpflanzung auf fettstrotzendes Gewebe hat daher ihre schweren Tücken.

Bei der granulierenden Wunde hat sich uns eine *Austrocknung* mit *Warmluftstrahl* (künstlicher Föhn) als sehr zweckmäßig erwiesen. Dadurch verdunstet der oberflächliche Sekretbelag und die Granulationen verlieren ihren Glanz. Ein nun aufgesetzter Hautlappen wird von der ausgetrockneten Wunde förmlich angesogen und es stellt sich ein schneller inniger Kontakt mit ihr her. Die günstige Wirkung beruht auch auf Faktoren, die schon bei Besprechung des Druckverbandes gestreift wurden: Jedes von Haut entblößte Granulationsgewebe ist mehr oder weniger ödematös. Eine Wegschaffung der passiv in den Gewebsspalten liegenden Flüssigkeit kann nur von Vorteil sein. Durch Behebung dieser Stase tritt das Granulationsgewebe viel rascher in einen aktionsbereiten Zustand über, der ihm erlaubt, seine Funktionen als Wirtsgewebe dem Transplantat gegenüber zu erfüllen.

b) Die Aufpflanzung des Lappens und die verschiedenen Verbandsmethoden

Es stehen im Grunde *3 Verbandstypen* zur Verfügung:

1. Die *verbandlose Behandlung*; 2. der *feuchte Verband* mit täglich zu wechselnden Umschlägen; 3. der *Druckverband*.

Bei der *verbandlosen Behandlung* wird das Transplantat völlig frei an der Luft belassen und durch eine Schutzvorrichtung vor mechanischen Zufälligkeiten beschirmt. Als solche dient am besten eine entsprechend zurechtgebogene Kramer-Schiene, über die ein Gazeschleier gespannt wird (s. Abb. 22). Bei Auftreten von Blut- oder Sekretansammlungen unter dem Lappen, wird mit der Schere an der betreffenden Stelle eröffnet, um Abfluß zu verschaffen. Geht die Sekretion weiter, so wird am besten zum nachfolgend beschriebenen *feuchten Verband* übergegangen.

Die *Behandlung mit Umschlägen* „drainiert" eine allfällig durchsickernde Sekretion am besten und wirkt zudem antiphlogistisch. Aus diesem Grunde kommt sie vor allem bei Transplantation auf granulierende Wunden zur Anwendung. Nach 2—3 Tagen wird im allgemeinen zu täglichen Verbandwechseln übergegangen. Beim Wechseln der Kompressen besteht die Gefahr, daß das Transplantat abgehoben wird. Dies läßt sich dadurch vermeiden, daß über den Hautlappen eine einfache Lage einer kräftigen, weitmaschigen Gaze gespannt wird, die ringsum durch Mastisol oder, weit besser, durch *Tannin-Gelatine* auf die umgebende Haut festgeklebt wird. Beim Eintrocknen des Tannin-Gelees bleibt die Gaze an demselben fest haften, wodurch die Kompressen ohne Abheben des Schleiers und ohne Gefahr für das Transplantat gewechselt werden können.

Für die Umschläge eignet sich physiologische Kochsalzlösung, $^1/_2\%$ige Chloraminlösung sowie Furacinlösung. Über die Kompressen kommt eine mehrfache Lage Kerlix zu liegen. Im allgemeinen ist mit Umschlägen fortzufahren bis zur endgültigen Anheilung. Diese gibt sich durch die hellrosa Farbe des Transplantates zu erkennen.

Das Verfahren, das sich am meisten durchgesetzt hat, ist der bereits von Lexer angewandte *Druckverband*.

Der auf das Transplantat ausgeübte *Druck* gewährleistet einen innigen Kontakt mit dem Wundboden, verhindert Sekret-, Blut- und Luftansammlungen unter dem Lappen und ermöglicht dadurch ein rascheres Fußfassen. Daneben hat aber der Druck noch eine weitere Bedeutung, die den physiologischen Bedürfnissen des Wundbodens entgegenkommt. Die Faktoren, um die es sich hier dreht, sind dieselben, die bereits im Zusammenhang mit der Behandlung der granulierenden Wunde besprochen wurden.

Ferris Smith [143] hat versucht, den optimalen Druck, der auf aufgepflanzte Lappen auszuüben ist, in Zahlen zu fassen. Zu diesem Zwecke setzte er einen flachen Gummiballon auf das Transplantat auf. Ein mit diesem verbundenes Manometer gab den jeweils ausgeübten Druck an. Er untersuchte zunächst den durch verschieden fest angelegte Verbände ausgeübten Druck und fand dabei: 1. daß ein *gewöhnlicher Verband* ohne besonders fest angezogene Bindentouren im Mittel einen Druck von 5—10 mm Hg ausübt; 2. daß ein *sester Verband* („firm bandage") einen solchen von annähernd 30 mm Hg ausübt; 3. daß ein *fehr* fest angezogener Verband („very firm bandage"), der an den Beinen beispielsweise Schmerzen verursachen und den venösen Rückfluß stauen würde, einen Druck von 45 bis 55 mm Hg ausübt; 4. daß ein Verband, der über einer *knöchernen Unterlage* sehr fest angezogen wird, auf einen Druck von 85—100 mm Hg kommt.

Was nun den auf ein Transplantat auszuübenden Druck anbelangt, fand Smith, daß ein solcher um 30 mm Hg dem Optimum am nächsten komme, gibt aber zu, daß erhebliche Schwankungsbreiten erlaubt sind und der Erfolg einer Transplantation nicht mit der genauen Einhaltung dieser Zahl steht oder fällt. Ludwig und seine Schüler (zit. nach Smith) halten an der Bedeutung des mechanischen Faktors fest, der den Durchtritt des Blutplasmas durch die Gefäßcapillaren beeinflußt: Demnach erfolgt dieser um so leichter, je höher der intracapillare Blutdruck ist. Es soll somit Aufgabe des Druckverbandes sein, dem Arteriolendruck entgegenzuwirken, um damit den Durchtritt des Plasmas durch die Gefäßwände möglichst zu verhindern. Smith folgert weiterhin, daß ein Druck, der die peripheren Venen zum Kollabieren bringt (deren Druck zwischen 5—15 mm Hg schwankt) und fernerhin den zwischen 40—50 mm Hg schwankenden Arteriolendruck herabsetzt, eben jener sei, der unseren Anforderungen am besten entspricht. Smith hat damit versucht, die Frage des Druckes auf eine wissenschaftliche Grundlage zu bringen.

Der *Druckverband* ist heute wohl die gebräuchlichste Verbandsart. Seine vielfach systematische Anwendung scheint jedoch in letzter Zeit der Einsicht Platz zu machen, daß man damit nicht den Besonderheiten eines jeden Falles gerecht werden kann. In der Tat kann die Lösung des Problems nicht einfach in der Alternative Druck oder Nicht-Druck gesucht werden. Vielmehr sind noch andere wichtige Faktoren mit im Spiele, vor allem die lokalen *Temperaturverhältnisse*, die u. U. durch die Verbandsart bedingt werden.

So kann die Erhöhung der Temperatur eine unerwünschte Steigerung der Stoffwechselvorgänge im Transplantat mit sich bringen. Je intensiver aber der Stoffwechsel, desto stärker machen sich die erschwerten Ernährungsverhältnisse bemerkbar, besonders für *dickere* Lappen, die unter dem völligen Ausfall der Blutzirkulation während der ersten Tage besonders zu leiden haben. Die Richtigkeit dieser Überlegung läßt sich mit der Erfahrungstatsache belegen, daß kühl gehaltene und Luftzutritt gewährende Verbände die Anheilung eher *fördern*. Auf diese Verhältnisse hat Medawar [107] schon 1945 aufmerksam gemacht. Somit liegt ein Nachteil des Druckverbandes darin, daß er zu einer *Wärmestauung* führt: In der Tat bewirkt der hermetische Luftabschluß die Bildung einer „feuchten Kammer", in deren Wärme zudem Maceration und Bakterienwucherung begünstigt werden.

Der Druckverband, so wie er heute zumeist geübt wird, hat somit seine gewichtigen Nachteile. Auch sollte der Verband die Besichtigung des Transplantates jederzeit gestatten, um bei gestörtem Heilungsverlauf das Notwendige vorkehren zu können. Wir gelangen so zur Einsicht, daß die ideale Befestigungsart bis heute noch nicht gefunden wurde, da es nicht gelingt, alle oben aufgezählten Erfordernisse in einer einzigen Verbandsart zu vereinen. Der Druckverband darf jedenfalls heute nicht mehr als das aufgefaßt werden, was man seinerzeit unter ihm verstand. Sicherlich ist die Ausübung eines Druckes für die unmittelbar auf die Aufpflanzung folgende Zeit einer raschen Kontaktfassung zwischen Transplantat und Wundgrund sehr förderlich. Es ist aber fraglich, ob dies nach mehreren Stunden noch der Fall ist und ob er überhaupt durch unsere üblichen Druckverbände während Tagen aufrechterhalten bleibt!

c) Die Wahl der Verbandsmethode

Die schon von Brüning geübte *offene*, d.h. *verbandlose Behandlung* hat sicher ihre großen Vorteile: Die Einfachheit, die Vermeidung einer Wärmestauung und die Möglichkeit, das Transplantat stets beobachten zu können sind Faktoren, welche die Methode als den anderen überlegen erscheinen lassen. Sie bedarf jedoch der Mitarbeit des Patienten und diese Voraussetzung ist naturgemäß nicht immer gegeben. Außerdem kann je nach Körperregion und Ausdehnung die Methode geradezu undurchführbar werden. Ihre Anwendungsmöglichkeiten sind somit beschränkt.

Der *Verband mit feuchten Kompressen* ohne besondere Druckanwendung ist prinzipiell überall dort am Platze, wo auf *granulierende* Wunden transplantiert wurde, ganz besonders dann, wenn eine eitrige Phase vorausgegangen ist. Dies trifft vor allem für Transplantationen auf Verbrennungswunden zu. Allgemein gesagt, ist der feuchte Verband um so angezeigter, je mehr eine Sekretion unter dem Transplantat zu befürchten ist.

Der Druckverband kommt für umschriebene, *mitteldicke* oder *dicke* Transplantate bei praktisch aseptischen Verhältnissen in Frage. Die Wahl der Verbandsmethode ist auch indirekt durch die Dicke des Hauttransplantates bedingt. Der *dünne* Spalthautlappen (Thiersch) retrahiert sich wegen seiner Armut an Derma nach der Entnahme *nicht*. Wie man ihn auf die Wunde legt, so bleibt er liegen. Er bedarf des Druckes und der dadurch bedingten Fixation am wenigsten.

Anders die retraktilen *dicken* Spalthautlappen. Sie verlangen eine allseitige Fixation an den Wundrändern, um ihrer Schrumpfung entgegenzuwirken, denn diese bewirkt einen Verschluß der Lymphspalten und somit eine Erschwerung der Lymphzirkulation, auf die das Transplantat während der ersten Tage so sehr angewiesen ist. Dies bedarf aber wohl oder übel eines gleichzeitigen Druckes auf die Unterlage, soll der Lappen nicht zeltförmig über die Unebenheiten des Wundgrundes hinwegziehen, es sei denn, der Lappen werde über eine Konvexität gespannt, wodurch der Druck auf die Unterlage von selbst entsteht.

52

Wir kommen somit zum Schlusse, daß nach einem anfänglichen, nur wenige Stunden dauernden Druckverbande, die verbandlose Methode wohl die beste ist. Wo sie besonderer lokaler Verhältnisse wegen nicht durchführbar ist (sie bedarf der aktiven Mitarbeit des Patienten), da greifen wir zum sog. Druckverbande als Kompromiß, bei dem, abgesehen von den ersten Stunden, der fixierende Faktor wohl der wichtigste ist.

Standard-Beispiele der Lappenaufpflanzung und ihre Verbandsmethoden

An Hand von zwei extrem verschiedenen Fällen sollen die wesentlichen Punkte hervorgehoben werden, welche die geeignete Lappendicke, die Art der Aufpflanzung und die Wahl der Verbandsmethode bestimmen.

1. Beispiel: Ausgedehnte granulierende Wunde nach Verbrennung, welche mit Ausnahme einiger intakter Hautinseln die ganze untere Extremität betrifft.

Es kommen ausgesprochen *dünne*, mit dem Elektro- oder Preßluftdermatom entnommene Spalthautlappen (Thiersch-Lappen) zur Verwendung (einerlei, ob es sich um Auto- oder Homotransplantate handelt). In der Poplitea werden mitteldicke Spalthautlappen aufgesetzt. Durch wenige Situationsnähte werden die Lappen an den umgebenden Hautinseln angenäht, z.T. unter sich vereinigt. Sie brauchen dabei nicht unter nennenswerte Spannung gesetzt zu werden, wohl aber bedarf der mitteldicke Poplitea-Lappen einer gewissen Flächenspannung, da er, reicher an Derma, sich primär retrahiert. Bestreichen der intakten Hautinseln mit Tannin-Gelatine. Einwickeln der ganzen Extremität durch 2—3 Lagen Gazebinden, die mit Furacinsalbe bestrichen sind. Darüber werden mit Furacinlösung durchtränkte Kompressen aufgelegt. Umwicklung des Ganzen mit trockenen Gaze- oder Kerlixbinden, u.U. auch lediglich durch steriles Tuch. Ruhigstellung und Hochlagerung der Extremität auf Braunscher Schiene.

Ab 3.—4. Tag folgen tägliche Verbandwechsel, wobei lediglich die feuchten Kompressen erneuert werden. Am 7.—8. Tage wird alles entfernt, anschließend bleibt die Extremität der Luft ausgesetzt.

Wo umschriebene Anheilungsschwierigkeiten bestehen, wird nach Abtragung nekrotischer Fetzen mit lokalen Kompressen fortgefahren. Schmale, granulierende Intervalle zwischen den angeheilten Lappen werden gestiftet.

2. Beispiel: Zustand nach Ausschneidung einer handtellergroßen Narbenplatte an der Außenseite des Kniegelenkes mit zentralem Ulcus und beginnender Streckhemmung. Entnahme eines dicken Spalthautlappens mit dem Padgett-Dermatom. Ausschneidung des auf dem Dermatom klebenden Lappens gemäß Wundabklatsch. Ablösung des Lappens von der Dermatomtrommel durch einen Stieltupfer, der zwecks Inaktivierung des Klebstoffes in Blut getränkt wurde (Spenderstelle). Genaues Einpassen des Lappens in die Wunde durch ringsum adaptierende Knopfnähte, Bedeckung desselben durch 2 bis 3 Lagen Carbonet-Tüll, der durch Tannin-Gelee ringsum an der umgebenden

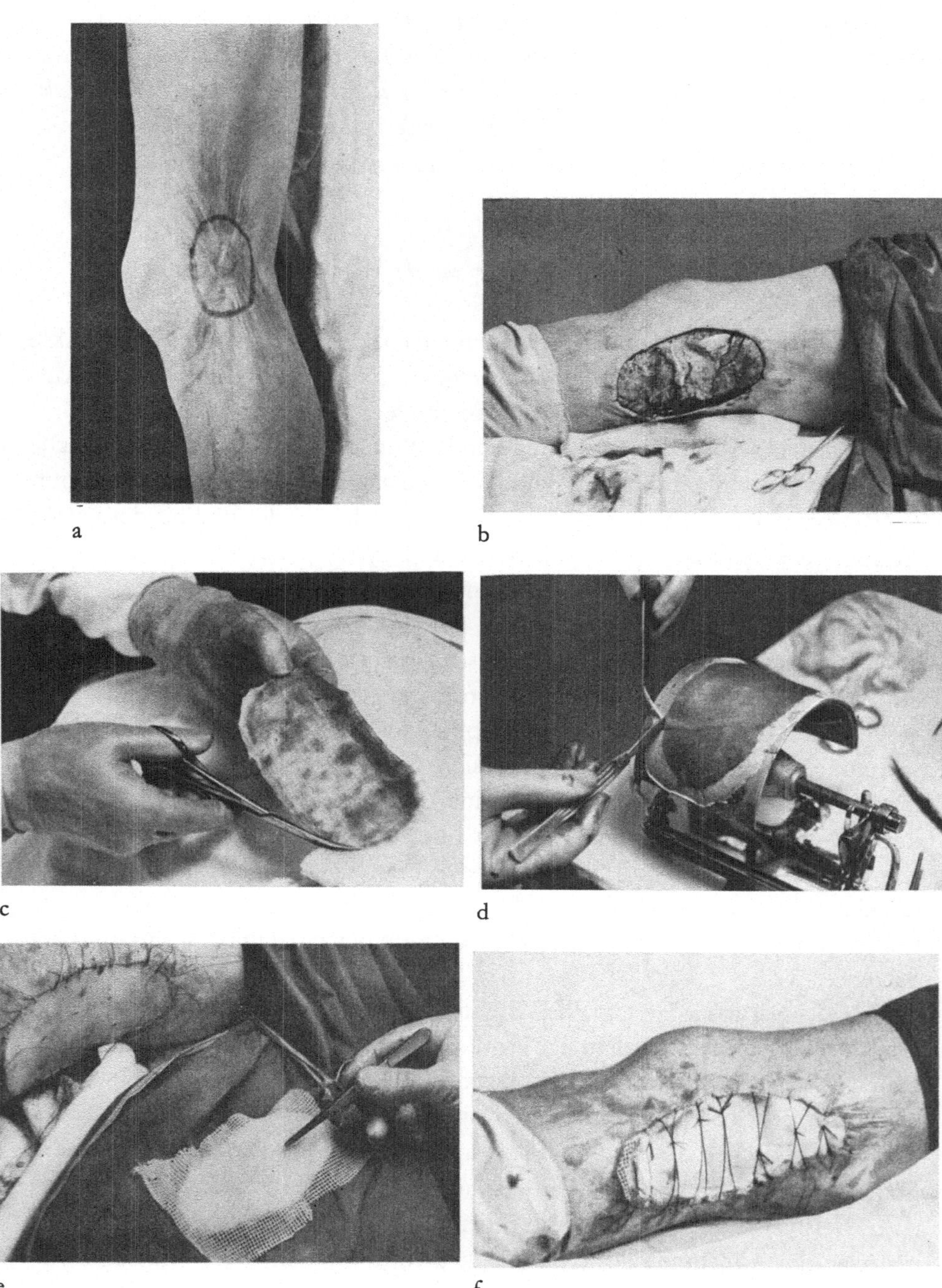

Abb. 18. a Narbenkontraktur mit zentralem Ulcus an der Außenseite des Kniegelenkes, mit beginnender Streckhemmung. Markierung des auszuschneidenden Bezirkes. b Retraktion der Wundränder nach Ausschneidung. c Ein Wund-Abklatsch wird auf einer Gaze ausgeschnitten. d Das Gazemuster wird auf den Hautlappen gelegt, der noch an der Dermatomtrommel klebt und mit dem Messer genau umfahren. Der erhaltene Hautlappen entspricht — bezogen auf seinen ursprünglichen Spannungszustand — genau der Wundgröße. e Das genau zugeschnittene Gazepolster wird mit Carbonet-Tüll beschickt. f Die Steppfäden sind über den Gazelagen geknüpft

Haut zum Kleben gebracht wird, nach vorausgegangener Hautentfettung durch Äther. Bestreuung mit Cibazol-Pulver. Durch das Aufstreuen von Cibazol-Pulver vermeidet man ein Haftenbleiben des Tülls beim Abnehmen der Gazelage. Daneben hat aber das *Cibazol-Pulver* noch eine weitere wichtige prophylaktisch-antiseptische Funktion, vor allem auch wegen seines *Gehaltes an Borsäure*, deren *Wirksamkeit gegen Pyocyaneus* uns hier besonders zustatten kommt. Bekanntlich entwickelt sich dieser lästige Erreger vor allem bei Feuchtigkeit und *unter Luftabschluß*, Bedingungen, die hier ganz besonders gegeben sind. Einpassung einer fingerdicken, genau auf die Lappenkonfiguration zugeschnittenen Gazelage in den überpflanzten Wunddefekt, worüber die lange gelassenen Fäden der Knopfnähte geknüpft werden. Am 6.—7. Tage wird der Verband entfernt.

Die beiden Fälle zeigen das typische Vorgehen bei ausgedehnten granulierenden Wunden einerseits, wo die Notwendigkeit der Überhäutung an sich im Vordergrunde steht, und andererseits das Procedere bei umschriebener Transplantation unter aseptischen Verhältnissen, wo ästhetische und funktionelle Erfordernisse an die Qualität der transplantierten Haut gestellt werden müssen. Zwischen beiden gibt **es** eine Unzahl von Zwischenformen, die der Phantasie und der Intuition des Operateurs breiten Spielraum lassen.

Auf einige wenige sei noch eingegangen:

Bei großen Lappen und vor allem bei sehr unregelmäßiger Konfiguration des Wundgrundes können in regelmäßigen Abständen kleine Einstiche in den Hautlappen gemacht werden, um die Abflußmöglichkeiten für Sekret usw. zu verbessern, vor allem bei Transplantation auf *granulierende* Wunden. Auch kann es erforderlich sein, den Lappen da und dort durch Matratzennähte auf den Wundgrund zu heften.

Bei *tiefem* Wundtrichter ist darauf zu achten, daß der Hautlappen auch an den *Rändern* überall gut der Wunde anliegt. Das Annähen geschieht dort wie folgt: Die überschüssigen Ränder des aufgelegten Lappens werden zurückgeschlagen, so daß ihre Wundseite zutage tritt. Genau in der Umschlagfalte wird die Nadel von der Wundinnenseite nach außen durchgestochen und dann der Faden geknüpft. Auf diese Weise läßt sich verhindern, daß der Lappen an den Rändern zeltförmig die Wundwinkel überspringt.

Wo *Hohlräume* zu überhäuten sind, so wie ganz allgemein bei *sehr unregelmäßigem Wundgrund*, da ist ein *Wundabguß aus Stent-Masse* notwendig. Das Arbeiten mit diesem Material aber verlangt eine gepflegte Technik, will man Schäden vermeiden. Die Stent-Masse muß ziemlich heiß auf die Wunde gebracht werden, soll sie einen getreuen Abguß des Wundgrundes liefern. Kaum aufgedrückt, muß der Stent jedoch raschestens und energisch abgekühlt werden, damit die Wunde keine Hitzeschäden erleidet. Zu diesem Zwecke stellt man eine Schale mit Eiswasser bereit, nebst *zwei* Gummi-Birnen (für Ohrspülung): Während die eine den Stent bespült, saugt die andere Eiswasser auf. Nur so erfolgt die Abkühlung genügend rasch.

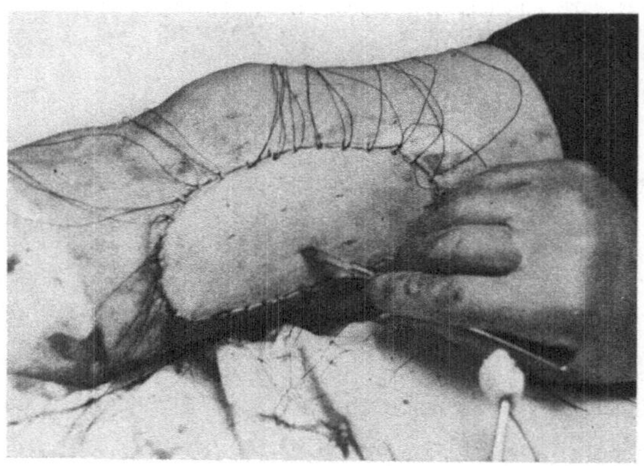

a

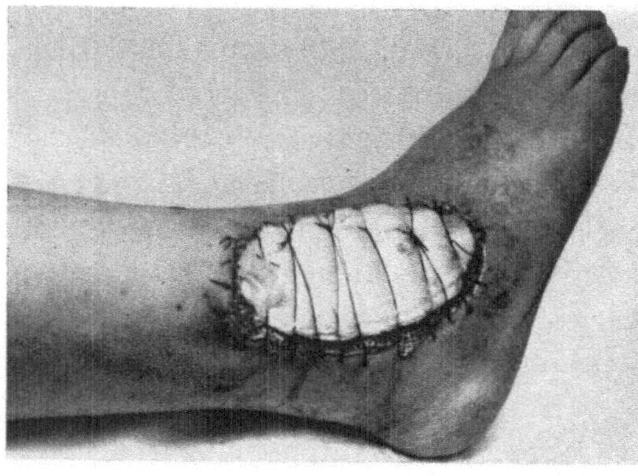

b

Abb. 19. a Anbringung von Stichincisionen zur Schaffung von Abflußmöglichkeit für Blut-
und Sekretansammlungen unter dem Lappen. b Verbandsanordnung: Die Seidenfäden, die
der Aufsteppung des Lappens dienten, werden über einer dicken, komprimierenden Gazelage geknüpft (s. Text!)

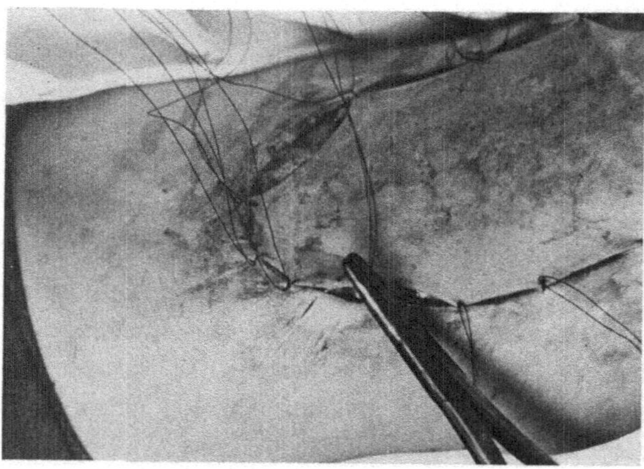

Abb. 20. Das Aufsteppen des Hautlappens: Die Nadel wird stets von innen nach außen
geführt

Der erstarrte Stent wird nun auf den aufgepflanzten Lappen gelegt, der seinerseits von Carbonet-Tüll überzogen wird. Die Seidenfäden, die zur Befestigung der Lappenränder dienen, werden über der Stent-Masse geknüpft.

Neue Wege sind Sano u. Mitarb. [135] gegangen mit ihrer „Coagulum Contact Method". Sie benützten abzentrifugiertes, mit Heparin versetztes Blut, das mit 5 Teilen Tyrode-Lösung versetzt und zentrifugiert wird. Das Zentrifugat (als „Extract" bezeichnet) wird auf die Wunde gestrichen, während das übrigbleibende Blutplasma die Wundseite des Lappens benetzt. Das Transplantat wird dann mit heißen Kompressen fest aufgedrückt und schließlich mit einer Lage Vaselin-Gaze bedeckt.

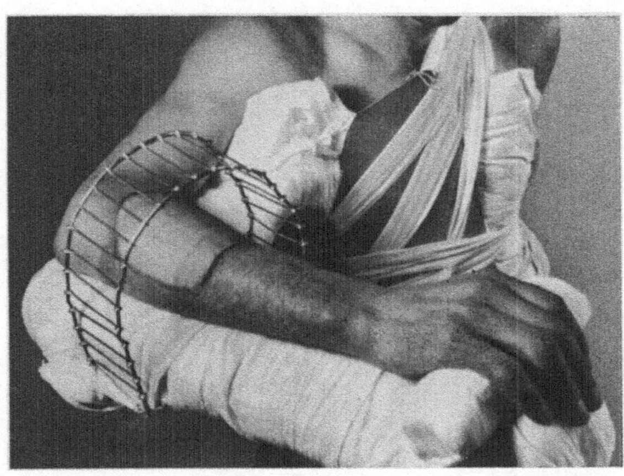

Abb. 21. Die „verbandfreie" Anordnung bei Transplantat am Vorderarm: Lagerung auf Abduktionsschiene und Schutzvorrichtung durch Kramer-Schiene, über der ein Gazeschleier ausgebreitet wird

Auch eine Reihe anderer „physiologischer Klebstoffe" wurden versucht, jedoch haben sie alle bisher keine wesentlichen Vorteile gebracht, die etwa die Technik vereinfachen oder die Resultate verbessern könnten.

Weitere Beispiele der Verbandswahl: Die *verbandlose Methode* läßt sich an Körperstellen anwenden, die leicht ruhigzustellen sind und sich andererseits leicht durch eine Schutzvorrichtung sichern lassen. Dies trifft in erster Linie für die Extremitäten zu.

Der *Arm* wird am besten in leichter Hochlagerung in eine Korbschiene gelegt. Er ist immer so zu lagern, daß das Transplantat obenauf zu liegen kommt. Bei nicht bettlägerigen Kranken wird der Arm auf eine Abduktionsschiene gelagert, auf der sich Schutzvorrichtungen für transplantierte Stellen auf jede beliebige Weise improvisieren lassen (s. Abb. 21).

An der *unteren Extremität* läßt sich die Anordnung in analoger Weise für die Streckseite des Ober- und Unterschenkels treffen, nämlich durch Lagerung auf Braunscher Schiene (s. Abb. 22). Unter Umständen lassen sich auch Transplantate auf der *Beugeseite des Oberschenkels* auf diese Weise behandeln: Der Unterschenkel wird in eine Hängematte gelegt, das Knie stark angezogen, so daß Transplantate der Beugeseite gewissermaßen auf die Vorderfläche zu liegen kommen (s. Abb. 23). Für die *Wade* müßte der Patient mindestens 5 Tage

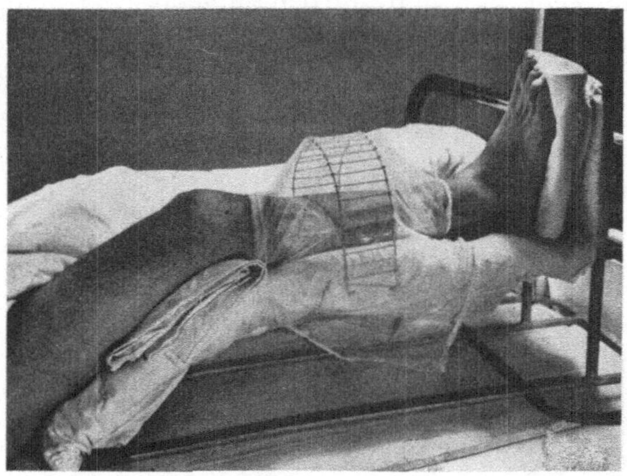

Abb. 22. Beispiel einer „verbandfreien" Anordnung bei Transplantation auf der Streckseite des Unterschenkels: Lagerung auf Braunsche Schiene, Schutzvorrichtung über dem Transplantat durch Kramer-Schiene, darüber Gazeschleier. Analog läßt sich die Vorrichtung für Transplantationen auf der *Oberschenkel*streckseite treffen

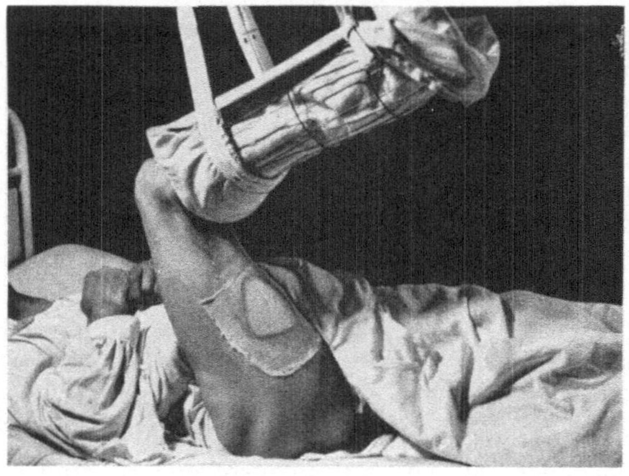

Abb. 23. Zur Verbesserung der Heilungsbedingungen werden „abhängige" Körperpartien durch entsprechende Lagerung in zweckmäßigere Stellung gebracht: Die Oberschenkel*rück*fläche wird hier zur *Vorder*fläche

lang in Bauchlage gehalten werden, was zumeist schwerlich konsequent durchzuführen ist. Hier ist daher der *Druckverband* entschieden vorteilhafter.

Dasselbe gilt für freie Hautverpflanzungen am *Rumpf*. Hier werden über die mit Heftpflaster fixierten Gazelagen breite, den ganzen Rumpf umspannende elastische Binden gelegt.

Am *Kopf* ist das Schädeldach wegen seiner ebenmäßigen knöchernen Unterlage ein idealer Pflanzboden. Hier eignet sich zumeist ebenfalls der *Druckverband*. Desgleichen für das *Gesicht*. Die Fixierung der den Hautlappen deckenden Gazelagen erfolgt zunächst durch Heftpflasterstreifen und schließlich durch elastische oder Kerlix-Binden, die um den Kopf gelegt werden.

Schwieriger sind die Verhältnisse am *Hals*, da durch jede Kopfbewegung Verziehungen der Haut auftreten. Um diese zu vermeiden, bleibt bei *größeren* Transplantaten nichts anderes übrig, als einen *Gipskragen* mit Hinterhauptschale anzulegen, um die Kopfbewegungen zum mindesten stark einzuschränken.

d) Der erste Verbandwechsel

Bei *primärer* Transplantation, wo keine Eiterung zu befürchten ist, erfolgt der erste Verbandwechsel am 6.—7. Tage. Bei *sekundärer* Transplantation dagegen, besonders wenn man vor dem Aufflackern einer Infektion nicht ganz sicher ist, ist es ratsam, den ersten Verband schon am 4., u. U. sogar am 3. Tage zu wechseln. Desgleichen wo von Beginn an mit feuchten Verbänden gearbeitet wurde. Niemals sollte jedoch vor dem 3. Tage der erste Verbandwechsel vorgenommen werden, um so die entscheidende Phase der Vascularisation nicht zu stören. Bei ungünstigem Heilungsverlauf, d. h. wo Eiterung, Sekretansammlungen usw. auftreten, ist es zu diesem Zeitpunkte durchaus noch möglich, durch zweckmäßiges Eingreifen das Transplantat zu retten. Es ist erstaunlich, wie Lappen, die förmlich im Eiter schwimmen und völlig vom Wundgrunde abgehoben sind, u. U. trotzdem noch anheilen, sobald der Eiter abgelassen, die Wunde mit physiologischer NaCl-Lösung gespült und anschließend mit *feuchten Kompressen* von $^1/_2\%$iger Chloraminlösung weiterbehandelt wird. Nichts wäre falscher, als einen solchen Lappen als verloren zu betrachten und endgültig zu entfernen. Aus den Versuchen zur Konservierung von Thiersch-Lappen wissen wir, daß die Lebensfähigkeit derselben sich u. U. wochenlang erhält, wobei für längere Konservierungen freilich eine Temperatur von $+4°$ C notwendig ist. Jedoch auch bei Körpertemperatur geht ein Hautlappen nicht sogleich zugrunde, falls durch besondere Umstände ein Fußfassen auf dem Wundgrunde zunächst nicht möglich ist. Auch wenn das Aussehen des Lappens keinerlei Vertrauen mehr einflößen sollte, so sei man mit negativen Entschlüssen nicht voreilig, denn man weiß nie, ob nicht zum mindesten noch lebensfähige Zellverbände vorhanden sind, die makroskopisch nicht erkennbar sind und von denen aus die Regeneration dennoch erfolgen kann. Die Umschläge erfolgen über einem das Transplantat schützenden Gazeschleier, wie dies weiter oben beschrieben wurde.

Bei kunstgerechtem Vorgehen ist mit einem glatten Verlauf zu rechnen. Das Transplantat wird nach Entfernung des ersten Verbandes höchstens an einigen Stellen kleine Blut-, Sekret- oder Luftansammlungen aufweisen; u. U. wird am Rande des Lappens eine leichtere eitrige Sekretion vorhanden sein, jedoch sind dies Zufälligkeiten, die dem Endresultat keinen Abbruch tun: Luft- oder Flüssigkeitseinschlüsse unter dem Lappen werden durch kleine Incisionen entfernt, alles eitrige Sekret wird abgetupft. Wo am Wundrande oder zwischen einzelnen Lappen Granulationen emporsprießen, da werden diese mit der Schere abgetragen und mit Höllenstein gestiftet. Wie überall, wo sich die Verhältnisse nach Entfernung des ersten Verbandes nicht als völlig einwandfrei erweisen, wird auch hier für einige Tage mit *feuchten Kompressen* fortgefahren.

Wo keinerlei Komplikationen vorliegen und der Lappen nach Entfernung des ersten Verbandes durch hellrosa Farbe und gleichmäßiges Aussehen seine völlige Integrität zu erkennen gibt, da kann auf alle besonderen Maßnahmen verzichtet werden: Der Lappen wird entweder an der Luft belassen oder durch einen einfachen trockenen Schutzverband bedeckt.

Zusammenfassend sei nochmals das *Prinzipielle der Verbandstechnik* hervorgehoben:

1. Ein *leichter Druckverband* ist überall dort ratsam, wo aseptische Wundverhältnisse vorliegen.
2. Bei *granulierenden Wunden*, die nicht genügend keimarm zu bekommen waren, muß von vornherein *feucht* verbunden werden. Der erste Verbandwechsel soll schon am 3. Tage stattfinden. In der Folge wird mit *täglichen* feuchten Verbänden bis zur endgültigen Anheilung 8—10 Tage fortgefahren.

e) Die Verbandwechsel für die Spenderwunde

Niemals soll der erste Verbandwechsel für die Spenderwunde vor dem 14. Tage erfolgen, es sei denn, daß eine durch den Verband hindurch erkennbare Sekretion vorliegt. Auch bis zum 20. Tage kann u.U. zugewartet werden. Frühzeitige Verbandwechsel stören die Epithelisierung der Wunde und gefährden zudem die Asepsis. Nichts aber wäre unglücklicher als eine Sekundärinfektion, da diese, wie weiter oben ausgeführt, die Heilung u.U. endlos hinausziehen oder gar völlig verunmöglichen kann.

Nach Entfernung des Schutzverbandes und des Jelonet-Tülls erweist sich zumeist die Stelle als völlig überhäutet. Das zarte, hellrosa Epithel bedarf noch des Schutzes, weshalb es für einige Tage mit Metalline oder Telfa bedeckt wird. Sofern noch einige Epitheldefekte bestehen, wird nochmals mit Jelonet-Tüll usw. (wie zu Beginn) verbunden.

Ist die Epithelisierung vollständig, so bedarf die Narbe noch während einiger Wochen des Schutzes vor mechanisch-schädigender Einwirkung (Scheuern der Kleider usw.). Es darf nicht verheimlicht werden (wie dies vielfach geschieht), daß diese Narben eine Neigung zu keloidartiger Verdickung und Rötung aufweisen, und zwar um so mehr, je dicker der Lappen geschnitten wurde. Um dieser Tendenz entgegenzuwirken, bewährt sich tägliches Bespritzen mit *Idrocet-Spray* (während 1—2 Wochen). Auch kann nachtsüber Cortisonsalbe aufgestrichen werden.

f) Die Behandlung der Entnahmestelle bei kompliziertem Heilungsverlauf

Wo es bei mangelnder oder trotz aller Vorsicht doch zu einer Infektion der Wunde gekommen ist, da geht man am zweckmäßigsten wieder zu *feuchten* Verbänden über. Dabei ist die Abdeckung der umgebenden Haut mit Zinkpaste — nach dem Vorhergesagten — von ganz besonderer Wichtigkeit. Wo die Infektion durch die Größe der Wundfläche zu einem erheblichen vitalen Faktor wird, da darf man nicht versäumen, frühzeitig alle Register zu ziehen, um dieselbe möglichst rasch zum Ersticken zu bringen. In diesem Zusammenhange sei daran erinnert, daß bei ernsthaften Eiterungen die antibakterielle Behandlung am besten *auf dem Wege über die Blutbahn* erfolgt und daß man in solchen Fällen nicht allzuviel von *lokalen* antiseptischen Maßnahmen erwarten soll. Für diese gilt stets als Prinzip der *feuchte, leicht antiseptische und gewebeschonende Verband.* Nach Abklingen der *akuten* Infektionserscheinungen soll sobald als möglich wieder zum Jelonet-Tüll-Verband übergegangen werden, weil dadurch die häufigen, die Epithelisierung schädigenden Verbandwechsel vermieden werden.

Bei geschwächten Patienten mit ausgedehnten Wunden (Verbrennungen) ist die Infektion der Entnahmestelle ein höchst unerfreuliches Ereignis. Hier kann es der Ernst der Situation erfordern, eine „gezielte" antibakterielle Behandlung auf Grund einer Resistenzprüfung durchzuführen. Mit dieser gelingt natürlich die Bekämpfung der Infektion am raschesten und gründlichsten.

Je mehr sich die Heilung in die Länge zieht, desto größer ist die Neigung zu Keloidbildung. Es lohnt sich daher, sobald es die Verhältnisse erlauben, die Wunde durch Thierschung zu verschließen. Wo es bereits zu ausgedehnten Keloiden gekommen ist, da empfiehlt sich die „Überthierschung" (s. nächstes Kapitel).

g) Endzustand nach Abheilung der Entnahmestellen

Auch bei bester Technik bleibt eine mehr oder weniger sichtbare Narbe zurück, die allerdings u. U. nur bei näherer Betrachtung erkenntlich wird. Es ist selbstverständlich, daß die narbigen Veränderungen um so geringer sind, je gleichmäßiger geschnitten wurde und je dünner der entnommene Lappen war. Daß auch in diesem Zusammenhang dem Dermatom eine gewisse Bedeutung zukommt, liegt auf der Hand. Entscheidend ist fernerhin ein glatter, unkomplizierter Heilungsverlauf *ohne jegliche Infektion.*

Eine Entnahmestelle kann nach komplikationsloser Abheilung weiterhin zur Entnahme dienen. Erstaunlicherweise kann unter günstigen Bedingungen schon nach 20 Tagen an derselben Stelle eine zweite Entnahme erfolgen. Brown u. a. haben schon 5mal an der gleichen Stelle entnommen. Es ist selbstverständlich, daß sich je nach Körpergegend, Alter, Geschlecht und Rasse erhebliche Unterschiede in der Geschwindigkeit der Epithelisierung zeigen. Je mehr Haare, desto rascher die spontane Überhäutung. Aus diesem Grunde erfolgt beispiels-weise bei Negern, bei denen sonst gute Bedingungen für Transplantationen aller Art vorliegen, die Heilung der Entnahmestellen eher langsamer: als Grund hierfür kann ihre geringere Körperbehaarung angeführt werden.

Die *Sensibilität* der Entnahmestelle kehrt sozusagen regelmäßig wieder, immer unter der Voraussetzung allerdings, daß nicht durch Eiterung dickere narbige Umwandlungen im Unterhautzellgewebe entstanden sind. Von einer funktionellen Minderwertigkeit der Haut an der Entnahmestelle kann wohl nur in den seltensten Fällen die Rede sein.

Die Überthierschung („Overgrafting")

Ein eingeheiltes Hauttransplantat kann nach Abtragung seiner Epidermis neuer-dings mit einem Spalthautlappen überpflanzt werden. Webster, Peterson und Stein (1958, nach Converse) benützten diese Methode, um Spalthautlappen durch Verdickung ihrer Lederhautschicht äußeren Einflüssen gegenüber wider-standsfähiger zu machen. Aber auch Naevi, Narben, Keloide usw. können, nachdem sie mit einem Thiersch-Messer (oder Dermatom) bis in die gesunde Lederhautschicht hinein abgetragen wurden, überthierscht werden. Hynes [80] trägt hypertrophe und unregelmäßige Narben durch *Abschaben* mit dem Blair-Messer oder mittels Skalpells ab. Das Schaben wird solange fortgesetzt, bis eine ebene Fläche hergestellt ist und genügend Blutpunkte aufgetreten sind, die das „Angehen" eines Thierschs gewährleisten. Selbstverständlich kann die Abschabung auch durch den Dermaobrasor erfolgen (Lipshutz u. a. [97]).

Nach dem Vorausgesagten lassen sich für die Überthierschung die folgen-den Indikationen aufstellen:

1. *Verstärkung angeheilter Spalthautlappen,* um diesen durch Verdickung der Lederhautschicht erhöhte Widerstandsfähigkeit gegenüber Traumen zu ver-leihen.
2. *Behandlung hypertropher Narben* und Keloide. Abtragung durch Thiersch-Messer oder mittels Dermoabrasion und anschließende Überthierschung.
3. *Zur Ausgleichung von Niveau- oder Farb-Unterschieden.* Nach Epithelisierung des zu dünnen oder farblich unpassenden Transplantats wird ein dickerer bzw. farblich besser angeglichener dicker Spalthautlappen aufgesetzt.

Die Überthierschung („Overgrafting") hat ihre heiklen Seiten. Einmal bedarf es erheblicher Erfahrung, um beim Abtragen von Keloiden beispiels-weise bis in die richtige Tiefe der Cutis vorzudringen. Läßt man Narben-gewebe zurück, so bleibt der Erfolg aus.

Wichtig ist vor allem die Tatsache, daß sich nur Keloide, die mindestens mehrere Monate alt sind, sog. „matured scars" (Hynes) für die Abschabung (Schleifung) eignen. Sie müssen bereits der Abblassung entgegengehen. Wer-den frische, hochrote, in voller Evolution befindliche Keloide chirurgisch an-

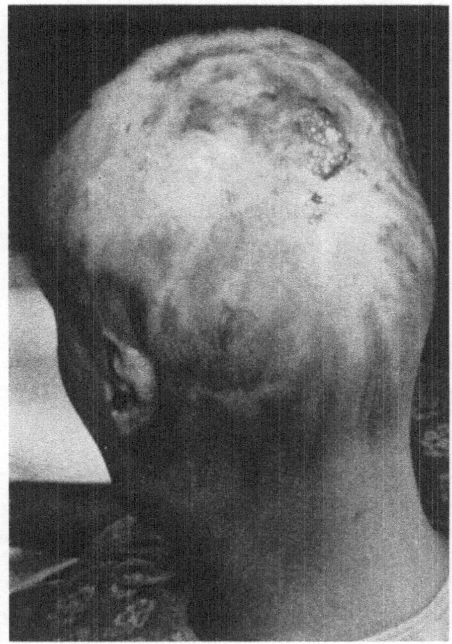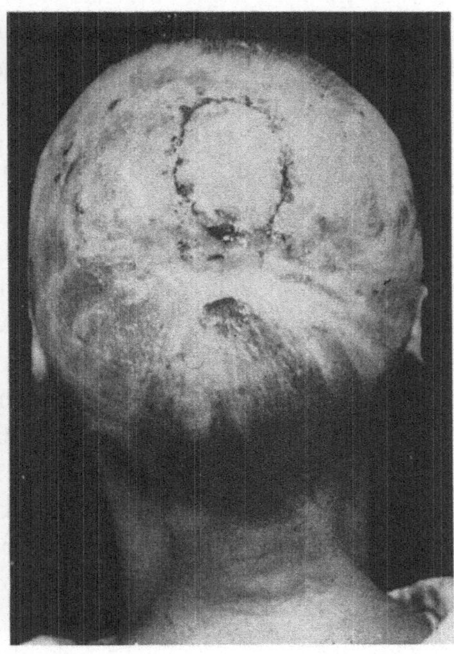

a b

Abb. 24a u. b. Überthierschung (Overgrafting). a Ausgedehnte Vernarbung der Kopfschwarte nach Verbrennung mit zentralem Ulcus. b Zustand nach Überthierschung

gegangen, so ist mit keinem Erfolg zu rechnen: Ein nach Abschleifung aufgelegter Thiersch-Lappen wird wieder zu einem Keloid.

Besonderer Erwähnung bedarf ferner die Tatsache, daß bei der Überthierschung Hautanhangsgebilde wie Haarfollikel, Schweiß- und Talgdrüsen in die Cutis des Wirts versenkt werden. Die Bildung von Epidermoidcysten wurde daher beobachtet und da diese sehr störend sein können, hat die Methode ihre Gegner. Die Epidermoidcysten sind jedoch meist mikroskopisch klein und unterliegen der Spontanresorption. Wo sie makroskopisch in Erscheinung treten, lassen sie sich leicht ohne Anaesthesie durch kleine Stichincisionen entleeren. Dies kann während Monaten notwendig sein. Näheres hierüber siehe bei Thompson [153].

2. Die Transplantation von Vollhaut-Lappen (Lawson-Wolfe-Krause)

Als Vollhautplastik wird die Transplantation mit Lappen aus *ganzer Hautdicke* bezeichnet. Sie wurde zuerst von Lawson beschrieben und später von Wolfe und Krause ausgebaut*. Die *Vollhautplastik* wird in angelsächsischen Ländern

---

* Siehe unter „Geschichte der freien Hauttransplantation".

meist als „*Wolfe-Plastik*" bezeichnet, in deutschsprachigen Ländern als „*Wolfe-Krause-Plastik*". Der Name Lawsons wird zumeist vergessen. Gerechterweise sollte man entweder alle 3 Namen oder keinen nennen.

Der Vollhautlappen ist erfahrungsgemäß von allen frei verpflanzbaren Lappen derjenige, der bei weitem am schwierigsten anheilt. Dies ist vor allem darauf zurückzuführen, daß sich die basale Cutisschicht für raschen Gefäßkontakt schlecht eignet. Wohl enthält sie die zuführenden Hautgefäße, jedoch sind sie in jener Schicht noch nicht netzförmig ausgebreitet, so daß pro Quadratzentimeter Fläche nur wenige Capillaren treffen, die für rasche Kontaktfassung mit dem Wundgrunde geeignet sind. Mit der Dicke der Cutisschicht nehmen die Schwierigkeiten der Anheilung zu. Daher eignen sich als Spenderzonen für die Vollhautplastik von vornherein nur Körpergegenden mit zarter Haut bzw. dünner Cutisschichte. Es sind dies die Retroauriculargegend, die sich besonders für Unterlidplastik eignet, ferner die Supra- und Infraclaviculargegend, die besonders flexible und zarte Haut liefern, desgleichen die Innenseite der Arme und Oberschenkel. Auch Bauch- und Inguinalgegend liefern brauchbare Haut. Prinzipiell kommen für die Vollhautplastik flächenmäßig nur kleinere Hautstücke in Frage.

Die Anaesthesie. Wo nicht besondere Umstände eine Narkose erfordern, erfolgt die Lappenentnahme stets in Lokalanaesthesie, die genau gleich ausgeführt wird wie bei der Thiersch-Plastik (s. dort).

Die Lappenentnahme und die Versorgung der Entnahmestelle

Lawson, Wolfe und Krause bedienten sich nicht des Tangentialschnittes, wie er zur Gewinnung des Thiersch-Lappens üblich ist, sondern umschnitten den Hautlappen mit einem gewöhnlichen Operationsmesser und präparierten ihn dann von seiner Unterlage ab. Dies letztere wird durch Aufrollen des Lappens über dem Finger oder über einer Gazerolle erleichtert. Den so entstehenden Hautzylinder rollt man bei fortschreitender Ablösung auf sich zu. Jedes noch so kleine, dem Lappen anhaftende Fettpartikel stört die Anheilung. Das Abpräparieren erfordert daher äußerste Sorgfalt. Das Messer wird steil gegen den Lappen gerichtet und mit langen Zügen *eher innerhalb der ledrigen Coriumschicht* geführt als innerhalb des Fettgewebes. Will man in der richtigen Schicht bleiben, so darf das letztere nie so recht zutage treten. Die Ablösung erfolgt vielmehr innerhalb des faserigen Netzwerkes, das die äußersten Ausläufer der Lederhautschicht darstellt.

Bei der Lappenentnahme ist auf die Möglichkeit des *primären* Wundverschlusses Bedacht zu nehmen, denn eine spontane Regeneration ist ausgeschlossen. Wo der primäre Verschluß nicht möglich ist, da muß gethierscht werden. Im übrigen richtet sich die *Wahl der Entnahmestelle* nach den speziellen Erfordernissen des Falles. Da die meisten Vollhautlappen für das Gesicht (vor allem!) und für die Hand benötigt werden, so ist die *Frage der Behaarung* von besonderer Wichtigkeit. Die Vollhaut verliert nämlich — im Gegensatz zum Thiersch-Lappen — ihre Behaarung nach der Verpflanzung zum großen Teil *nicht*. Die Haut ist daher an haarfreien Stellen zu entnehmen. Dort ist sie auch meist zart und von *dünner* Coriumschicht. Im Gegensatz hierzu ist die Rückenhaut wegen ihrer dicken Lederhaut ungünstig und fällt als Spenderhaut außer Betracht.

Das Erhaltenbleiben des Haarwuchses ist bei den Vollhautlappen andererseits nicht so, daß mit Sicherheit damit gerechnet werden kann: Bei verpflanztem Haarboden, Augenbrauen usw. erhält sich die Behaarung nur unregelmäßig und oft fleckenweise.

Die Aufpflanzung und der erste Verband

Hier besteht kein prinzipieller Unterschied gegenüber dem Vorgehen bei der Spalthaut-Plastik. Da der Lappen aus totaler Haut für seine Anheilung höhere Ansprüche stellt, müssen alle Vorkehrungen mit doppelter Sorgfalt getroffen werden. Während für Thiersch-Lappen eine keimarme Wunde durchaus genügt, sind hier *aseptische Verhältnisse Voraussetzung*. Vor der antibiotischen Ära war daher eine Lawson-Wolfe-Krause-Plastik nur bei *frischen, aseptischen Wunden* möglich, da granulierende Wunden nie genügend keimfrei zu bekommen waren. Durch die moderne antibakterielle Behandlung ist es jedoch möglich geworden, u. U. auch Lappen aus totaler Haut auf *granulierenden* Wunden zur Anheilung zu bringen. Bei *frischen* Wunden ist auf die Schaffung eines *ebenmäßigen* Wundgrundes besonderer Wert zu legen. Auch die Versenkung von Nahtmaterial für Ligaturen usw. ist hier besonders nachteilig.

Der Lappen wird ringsum mit feinsten Seidennähten an den *stets angefrischten* Hautrand fixiert. Die Lappenränder sollen hier — im Gegensatz zur Epidermis-Plastik — nicht über den Wundrand hinausragen, vielmehr erfolgt ihre Adaptierung so genau als möglich, um die Bildung unschöner, keloidartiger Narbenwülste zu vermeiden. Von Vorteil ist zweifellos, den Lappen in leichte Spannung zu versetzen. Keinesfalls darf, aus schon geschilderten Gründen, seiner Retraktionstendenz zu sehr stattgegeben werden.

Auch für den *Verband* wird genau gleich vorgegangen wie es für die Spalthaut-Plastik geschildert wurde. Wo die Anbringung eines gleichmäßigen Druckes aus irgendwelchen Gründen Schwierigkeiten macht, ist immer ein vorher vom Wundgrund genommener *Stent-Abguß* zu verwenden, der auf den mit Carbonet-Tüll bedeckten Lappen aufgelegt wird. Die Fixierung der Stent-Masse erfolgt durch die lang gelassenen Fixationsfäden, die über ihr verknüpft werden; zudem wird das Ganze noch durch breite Heftpflasterstreifen oder Tensoplast in der Weise befestigt, daß ein Verrutschen des Verbandes ausgeschlossen ist. In vielen Fällen wird es sich überdies lohnen, mittels einer elastischen Binde die ganze Verbandsanordnung zu schützen, wodurch der Druck auf das Transplantat bei Bedarf noch etwas verstärkt werden kann.

Erster Verbandwechsel und weitere Behandlung

Der erste Verband wird im Mittel 6—8 Tage belassen. Bei Transplantationen totaler Haut entstehen auch bei sorgfältigster Technik verhältnismäßig häufig größere oder kleinere Blasen. Diese zeigen eine Nekrose der oberflächlichen Epidermis an, wobei die Demarkationszone mitten durch das Rete Malpighi, oft aber auch tiefer verlaufen kann. Nach anfänglich entstellender Schorfbildung werden die verloren gegangenen Teile des Epithels von der Umgebung aus wieder ersetzt. Das kosmetische Endresultat aber wird durch jene Vorkommnisse erheblich beeinträchtigt. Nekrotische Schichten werden am besten mit der Schere abgetragen, da sie die regenerativen Vorgänge stören. Beim Vollhautlappen gilt noch viel mehr als beim Spalthautlappen die Tatsache, daß das Transplantat nicht in toto anheilt, sondern daß immer mehr oder weniger größere Teile desselben zugrunde gehen, um durch gleichzeitige regenerative Vorgänge wieder ersetzt zu werden. Größere oder kleinere Nekrosen sind daher hier an der Tagesordnung. Während Spalthautlappen bei einwandfreier Technik ohne makroskopisch erkennbare Verluste bzw. Degenerationserscheinungen anheilen können, kommt dies beim Lawson-Wolfe-Krause-Lappen selten vor.

So kommt es, daß der Vollhautlappen, der trotz seiner Vollwertigkeit an Hautelementen, vor allem auch an elastischen Fasern, nur *theoretisch* die besten Resultate liefert. *In praxi* ist er allzu häufig durch die oben geschilderten Umwandlungen, die alle als Folgeerscheinungen der Anheilungsschwierigkeiten anzusehen sind, enttäuschend! Nach anfänglich einwandfreiem Aussehen, wird er oft zusehends unansehnlicher, ledrig und schrumpft (Narbenschrumpfungen!) — gerade er — der dank seiner Vollzahl an elastischen Elementen nicht schrumpfen sollte! Ein nicht zu vernachlässigender Prozentsatz schließlich schlägt völlig fehl! Dies wird im allgemeinen viel zu wenig zugegeben. E. C. Padgett, Altmeister der freien Hauttransplantation jedoch hat auf diese Dinge schon in den frühen 40er Jahren hingewiesen. Die Sachlage hat sich bis heute nicht wesentlich geändert.

3. Die freie Cutis-Transplantation

Während die bisher beschriebenen freien Hauttransplantationen die Deckung von Substanzverlusten des Epithels bezwecken, so handelt es sich bei der Cutistransplantation um Einpflanzung von entepithelisierter Cutis in *tiefere* Gewebsschichten, also *unter* die Haut.

Anatomisch-physiologische Vorbemerkungen

Was die Anatomie der Haut betrifft, sei auch auf die Abb. 7 und 9 hingewiesen. Die Haut im engeren Sinne (Lederhaut, Cutis, Derma, Corium), setzt sich aus zwei Schichten zusammen, einer oberflächlichen, dem Epithel anstoßenden Schichte, der *Pars papillaris corii* (Wärzchenschicht) und einer tieferen Schichte, der *Pars reticularis corii*. Erstere enthält vor allem die Endausbreitung der Gefäße und z.T. auch der Nerven. Im Embryonalstadium bilden die Fasern der Cutis unmittelbar nach ihrer Differenzierung ein wirres und ungeordnetes Netz. Erst allmählich bündeln sich die Fasern in der Richtung der in der Haut auftretenden Spannungsverhältnisse.

Die Lederhaut besteht aus Bindegewebe und ist von zahlreichen elastischen Fasern durchzogen, die je nach Körperregion eine spezielle Struktur aufweisen, auf die noch zurückzukommen ist. In senkrechter Richtung verlaufen die Haarbälge und Ausfuhrgänge der Hautdrüsen.

Geschichtliches

Im Jahre 1913 berichtete O. Loewe „Über Hauttransplantation an Stelle der freien Fascienplastik" [99]. Loewe verwendete mehr oder weniger die Haut in ganzer Dicke, schabte jedoch die Epidermis ab. E. Rehn berichtete unabhängig von Loewe im Jahre 1914 über seine Verwendung von cutanem und subcutanem Bindegewebe als plastischem Material [128]. Im Gegensatz zu Loewe trug er die Epidermis mit einem Thiersch-Messer völlig ab und verwendete somit ausschließlich entepithelisierte Lederhaut. Schon 1865 beobachtete His, daß überall dort, wo Bindegewebe im Organismus einer Zugwirkung ausgesetzt wird, sich ein fibröses Band, ähnlich einer Sehne bildet. Es waren somit Gesetze der Entwicklungsmechanik, die E. Rehn auf den Gedanken führten, frei verpflanzte Cutis zum Ersatze von Sehnendefekten zu benützen. Dank ihrer, offenbar stets weiter differenzierbaren Struktur mußte die Cutis besonders geeignet sein, sich neuen Beanspruchungen anzupassen. Die Zugrichtung wirkt dabei richtunggebend für die Bündelung des fibrillären Bindegewebes, dessen Umwandlung in einseitig auf Zug beanspruchtes, differenziertes Bindegewebe angestrebt wird. Nach Ersatz von Sehnendefekten durch Cutisstreifen, die u.U. zopfförmig geflochten wurden, fand Rehn an histologischen Nachuntersuchungen, daß das Cutisgewebe schon nach 8 Tagen (!) jungem Sehnengewebe täuschend ähnlich sehe, nach 8 Wochen sei die Umwandlung zur „ruhenden" Sehne praktisch vollzogen. Da es sich unter dem Einfluß einer neuen Funktion um die Umwandlung eines differenzierten in ein andersartig differenziertes Gewebe handelt, sprach Rehn von „funktioneller Metaplasie".

Diese Deutungen Rehns blieben freilich nicht ohne Widerspruch, vor allem durch A. Bier und seine Schule. Nach Biers Auffassung handelte es sich bei den anscheinend erfolgreichen Sehnentransplantationen um echte Regeneration, ausgehend von den Sehnenstümpfen und der bindegewebigen Sehnenscheide. Das Transplantat spiele lediglich die Rolle einer Brücke, die sowohl Matrize als auch Nährsubstanz für das Regenerat bedeute. Ähnliche Widersprüche ergaben ja bekanntlich später die Diskussionen über die Frage, was aus dem autoplastischen Knochentransplantat werde: Heilt es als solches ein oder wird es allmählich durch autochthones Material ersetzt? In Tat und Wahrheit geschieht beides. Die Streitfrage ist akademischer Natur. Das Entscheidende ist das praktische Resultat.

Die klinische Verwendung der freien Cutisverpflanzung

Rehn benützte die frei verpflanzte Cutis vor allem zum Ersatz von Sehnendefekten. Dies kommt überall dort in Frage, wo autoplastisches Sehnenmaterial nicht erhältlich ist. Aber auch als *Bänderersatz* an Schlottergelenken der Finger, des Ellbogens und vor allem des Knies usw. leistet die Cutisplastik oft Vorzügliches. Beim Einsetzen des Transplantates ist darauf zu achten, daß der Coriumanteil mit seiner gefäßreichen Papillarschicht (Pars papillaris) gegen jene Wundfläche zu liegen kommt, die dank ihrer reicheren Capillardurchblutung einen rascheren Kontakt mit dem Transplantat verspricht. Zudem muß der Lappen je nach den lokalen Erfordernissen im Zustande mittlerer Spannung eingenäht werden. Denn wie oben schon ausgeführt, ist es die funktionelle Inanspruchnahme, welche als entscheidendes Moment die den lokalen Bedürfnissen entsprechenden Form- und Strukturumwandlungen des Transplantats bewirkt.

Bauchdeckenplastiken kommen in Frage bei Rezidiven großer Leistenbrüche, beim postoperativen Bauchbruch großen Umfangs, beispielsweise nach Tumorexcision aus den Bauchdecken, nach ausgedehnten Zerfetzungen der Bauchdecken durch Granatsplitter, Querschläger usw.

Auf technische Einzelheiten einzugehen ist hier nicht der Ort.

Dagegen sei noch auf eine Komplikationsmöglichkeit hingewiesen, die den Erfolg der Cutistransplantation ernstlich in Frage stellen kann. Stark behaarte Haut ist naturgemäß auch reich an Talgdrüsen. Diese können in der verpflanzten Cutis heftig zu sezernieren beginnen, wodurch zusammen mit den Reizergüssen massive Flüssigkeitsansammlungen entstehen können. Verfasser erlebte einen Fall, bei dem häufig punktiert werden mußte und schließlich die Sache erst zur Ruhe kam als das Transplantat wieder völlig entfernt wurde. Es sei daher nochmals hervorgehoben, daß die Lappenentnahme stets an haarlosen oder schwach behaarten Körperstellen zu erfolgen hat.

Neben dieser „*funktionellen Cutisplastik*" — wie sie Rehn nannte — entwickelte sich jedoch auch die Verwendung der Cutis als Füllmittel, zur Ausgleichung kleiner Volumdefekte, zur Unterlagerung retrahierter Narben, ja sogar zur Plastik leichterer Sattelnasen. Dabei erweist sich das Derma als ausgesprochen gutartig durch seine Anspruchslosigkeit, seine nahezu unfehlbar sichere Einheilung. Auch ist der nachträgliche Volumverlust viel geringer (15—20%) als beispielsweise bei der Fettplastik, bei der mit einer Resorption von mindestens $^1/_3$ des Transplantates zu rechnen ist. Zudem kann bei Bedarf die Dicke des Dermislappens verdoppelt werden, indem dieser über sich selbst zusammengefaltet wird. Die Einfachheit der Plastik lädt zu mehrfacher Wiederholung ein. In der Tat kann stets Cutismaterial hinzugefügt werden und zwar in Intervallen von 6 Monaten, denn während dieses Zeitraums hat sich die Resorption, soweit vorhanden, vollzogen. Die Methode eignet sich daher auch für Plastiken im Kindesalter, wo in Intervallen, entsprechend dem Wachstum, eingepflanztes Cutismaterial ergänzt werden kann. Später kann beim Erwachsenen durch zusätzliche Einpflanzung von Knochen oder Knorpel endgültig vollendet werden, was zuvor nur als Provisorium angelegt wurde.

Auch ist der freie Cutislappen zusammen mit einer gewissen Fettschicht als „composite dermal-fat graft" verwendbar. Die Cutis wirkt dabei vasoinduktiv für die rasche Vascularisation ihres Fettanhangs. Die schließliche Volumeneinbuße wird dadurch so minimal, daß sie sich durch leichte Überkorrektur von vornherein kompensieren läßt.

Die *Entnahme* des Cutismaterials kann prinzipiell an jeder beliebigen Körperstelle erfolgen, sofern allerdings die Behaarung möglichst arm ist. Dies ist beim weiblichen Geschlecht in der Submammärfalte, am Gesäß, sowie am Abdomen der Fall. Beim Manne, wo die Sichtbarkeit der Narbe eine weniger große Rolle spielt, kommen Außenseite des Oberschenkels, Abdomen, Rücken und Deltoideusgegend in Frage.

Benötigt man schmale Streifen zum Ersatz von Sehnen und Bändern, so kann das Cutismaterial u. U. aus den Randpartien des Operationsschnittes entnommen werden. Die Abtragung der Epidermis erfolgt in diesen Fällen am besten mit einem Thiersch-Messer. Benötigt man dagegen ausgedehntere Lederhautpartien, so muß die Entnahme an einer der obengenannten Körpergegenden erfolgen. Am Rücken ist die Lederhaut ganz besonders dick (siehe Abb. 10a—c) und eignet sich daher zum Verschlusse großer Bauchdeckendefekte.

Die Epidermis wird in diesen Fällen in der gewünschten Ausdehnung mit einem Dermatom in dünner Schichte abgetragen und zunächst beiseite gelegt. Hierauf läßt sich die Cutis mit dem Skalpell leicht auslösen, wobei die Abtrennung von der Subcutis nicht mit solcher Strenge zu erfolgen hat, wie dies zur Gewinnung von Vollhautlappen notwendig ist. Eine schmale Subcutanschichte ist eher von Nutzen. Wo sich der Hautdefekt wieder primär vernähen läßt, ist dies die beste Versorgung der Entnahmestelle. Andernfalls wird der zuvor entnommene Thiersch-Lappen wieder in den Hautdefekt eingenäht.

In den USA wurde die Cutisplastik erst später übernommen. Cannaday [34] verwendete sie 1942 zur Unterkiefergelenksplastik. Diese Methode wurde dann

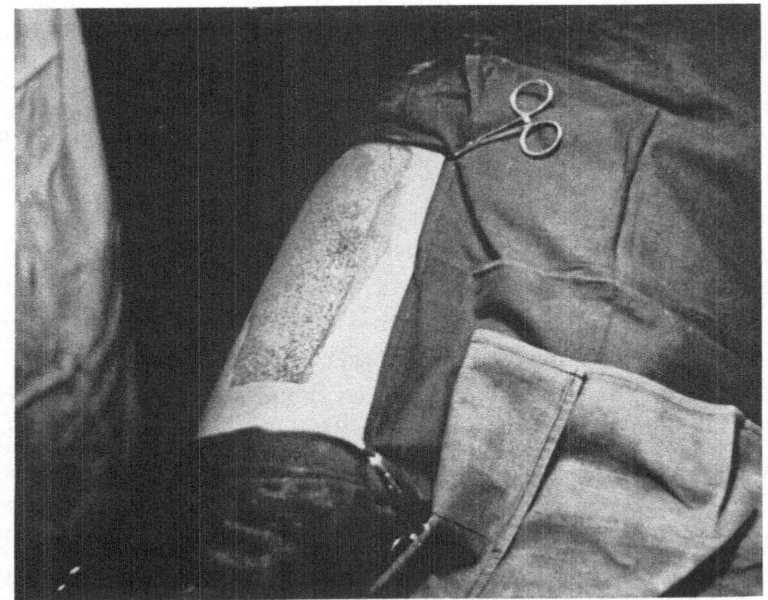

a

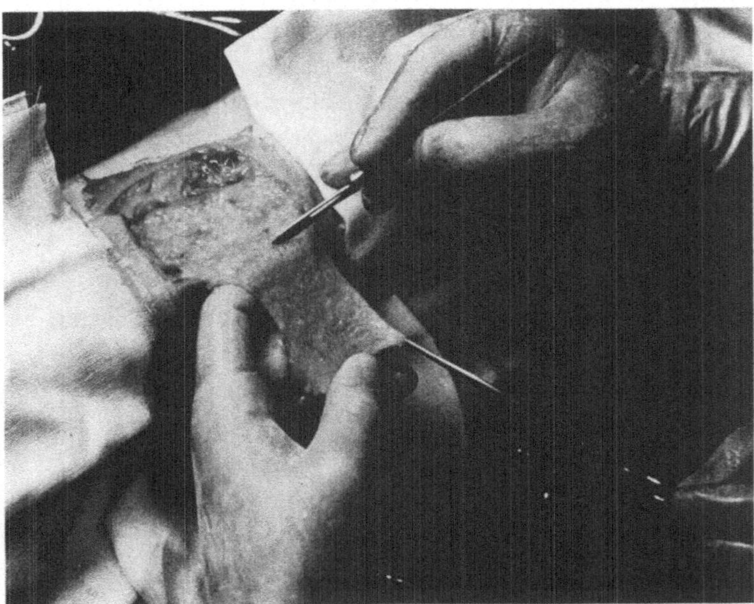

b

Abb. 25a—c. Gewinnung eines Rehnschen Cutislappens. a Nach Abtragung eines dünnen Thiersch-Lappens. b Auslösung des Cutislappens, der dabei über den Zeigefinger gerollt wird

weiter verfolgt durch Georgiade, Altany und Pickrell [65]. Sie besteht in der Zwischenlagerung eines Cutisstückchens in eine hohe Osteotomie des aufsteigenden Kieferastes. In den Jahren 1940—1950 wurde die Cutisplastik zum

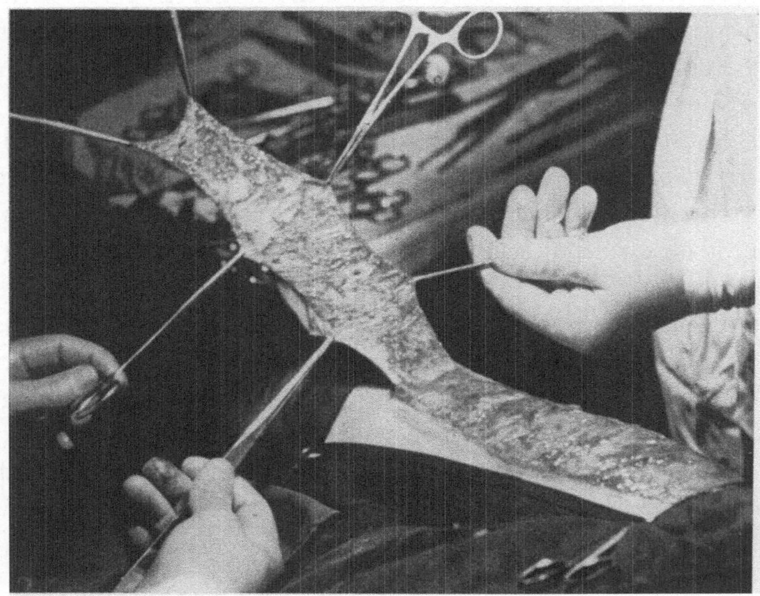

Abb. 25 c. Freipräparierter Cutislappen

Verschluß großer Zwerchfelldefekte herangezogen, ja sogar zur Bronchial-
plastik bei Bronchusstenose (Gebauer, 1950; zit. nach Converse/Thompson,
Reconstructive Plastic Surgery. Philadelphia and London: Saunders 1964).

Histologische Veränderungen in der eingepflanzten Cutis

Den schon mehrfach erwähnten Sehnenersatzplastiken Rehns sind tierexperi-
mentelle Untersuchungen vorausgegangen von Ersatzplastiken der Achilles-
sehne (1914). Peer und Paddock machten ausgedehnte Untersuchungen am
Menschen [124]. Sie fanden, daß die in die Tiefe verpflanzte Dermisplastik
wenig Ausbreitung gefunden habe wegen der theoretischen Möglichkeit der
Cystenbildung durch Schweißdrüsen, Haarfollikel und Talgdrüsen oder durch
zurückgebliebene Überreste von unvollständig abgetragener Epidermis. Diese
letzteren sind jedoch mikroskopischen Ausmaßes und verlieren auf späteren
Schnitten jegliche epitheliale Anordnung.

Talgdrüsen verschwinden nach 2 Wochen und Haarfollikel nach 2 Monaten.
Schweißdrüsen dagegen waren noch nach 1 Jahr nachweisbar, zeigten jedoch
ausgesprochene degenerative Veränderungen und schienen einem langsamen,
aber fortwährenden Prozeß von Umwandlung in fibröses Gewebe ausgesetzt.

Thompson [153] bestätigte die frühe Rückbildung der Talgdrüsen und
Haarfollikel (innerhalb 2 Wochen bzw. 2 Monaten), stellte jedoch fest, daß die
Schweißdrüsen anscheinend dauernd fortbestehen, nicht nur morphologisch,

71

sondern auch *funktionell*. Das durch die blind-endenden Schweißdrüsenausfuhrgänge austretende Sekret wird durch umgebende Capillaren resorbiert. Die erhaltene Funktion ist auch durch histochemische Mittel nachweisbar.

Die Bildung von Epidermiscysten ist — auch nach Thompson — eine normale Erscheinung nach der 2. Woche. Sie geht gelegentlich von Talgdrüsen, viel häufiger jedoch von Haarfollikeln aus. Im allgemeinen bilden sich diese Cystchen durch spontane Auflösung zurück. Daß Ausnahmen von dieser Regel recht unangenehm sein können, zeigte die weiter oben beschriebene eigene Erfahrung.

Nach Einheilung erscheint es immerhin als sicher, daß das Cutistransplantat als solches überlebt (Peer [123]), ohne einem schleichenden, fibrinösen Ersatz durch das Wirtsgewebe anheim zu fallen. In späten histologischen Untersuchungen sind Schweißdrüsen und sogar pilomotorische Muskeln gefunden worden. Die elastischen Fasern sind annähernd in normaler Zahl und Verteilung anzutreffen.

Die Cutis-Umkehrplastik nach Hynes („Skin-Dermis graft")

Eine besondere Verwendungsmöglichkeit der Cutisplastik hat Hynes 1954 [78] beschrieben:

Die Methode bezweckt durch Verdickung der Lederhautschicht ausgesprochen *dicke* Hautlappen zu schaffen, die geeignet sind, mit der *gestielten* Transplantation in Konkurrenz zu treten. In der Tat lassen sich durch die Cutis-Umkehrplastik tiefe Weichteildefekte decken, mit besonderem Vorteil dort, wo Knochen freiliegt (Schienbein, Schädelkalotte, Fußsohle) und wo gewöhnliche, selbst dicke Spalthautlappen keinen genügenden mechanischen Schutz gewähren.

Prinzip der Methode : Die entepithelisierte Cutis wird in gewünschter Ausdehnung mit dem Skalpell von der subcutanen Fettschicht abgelöst und dann umgekehrt (upside down) in die zu deckende Wunde eingepaßt. Nach ihrer Anheilung wird die Cutis durch einen dicken Spalthautlappen gedeckt.

Die *Technik* sei durch das folgende Beispiel erläutert: Eine prätibiale ausgedehnte Narbe, die mit dem Knochen verbacken ist, soll durch einen tauglichen Weichteilüberzug ersetzt werden.

1. Operation : Excision der Narbenplatte bis auf den Knochen. Aufmeißeln der Corticalis, bis die stark blutende Spongiosa zutage tritt. Einfacher Kompressionsverband mit Vioformgaze, die während 1 Woche unberührt bleibt. Anschließend für weitere 10—14 Tage tägliche Kompressen mit physiologischer Kochsalzlösung. Sobald saubere Granulationen entstanden sind, folgt die

2. Operation : Entnahme und Aufpflanzung des Cutislappens. Vorerst wird am Oberschenkel A in entsprechender Ausdehnung ein Thiersch- (dünner Epidermis-Lappen) mit dem Dermatom abgetragen und zunächst zur Seite gelegt. Die darunter zutage tretende Lederhaut wird mit dem Skalpell in ganzer Dicke von der Subcutis abgelöst. Diese Ablösung muß nicht so rigoros erfolgen wie bei der Präparierung des Vollhautlappens. Eine dünne Fettschicht darf zunächst belassen und kann nachträglich mit der Schere noch etwas gestutzt werden. Kleine Fettpfröpfchen (von Hynes „pits" genannt), die den Haarbälgen und Schweißdrüsen entsprechen, sollen belassen werden.

Dieser Cutislappen wird nun *umgekehrt* (daher „Umkehrplastik") in den zu deckenden prätibialen Defekt eingepaßt, u.U. durch einige Steppnähte (Cat) fixiert. Dabei ist streng darauf zu achten, daß Hohlräume unter dem Lappen vermieden werden. Über diesem wird nun der zuvor beiseite gelegte dünne Thiersch-Lappen aufgesteppt. Er dient jedoch lediglich als *physiologischer Verband*, denn eine Anheilung ist in der Regel nicht zu erwarten.

Die Spenderzone des Oberschenkels A wird nun durch einen mitteldicken Spalthautlappen vom Oberschenkel B her gedeckt.

Am 7. Tage erfolgt der erste Verbandwechsel. Der meist nicht angeheilte Thiersch-Lappen wird vorsichtig abgehoben. Der Cutislappen erweist sich dagegen als angeheilt. Er sitzt fest auf der Unterlage, zeigt teils rote Granulationen, einzelne Stellen sind schwärzlich (eintrocknende Fettnekrosen), der größte Teil jedoch ist grau-weiß. Nun werden täglich 1—2mal zu wechselnde NaCl-Kompressen aufgelegt, die schwarzen Schorfe (Fettnekrosen) werden vorsichtig und etappenweise mit der Schere abgetragen. Nach 3—4—7 Tagen entstehen genügende Granulationen, um als Pflanzboden dienen zu können.

3. Operation : Aufpflanzen eines dicken Spalthautlappens. Mit dem ersten Verbandwechsel kann bis zum 7. Tage zugewartet werden.

Gelegentlich wächst dieser Spalthautlappen nur *teilweise* an. Dies ist kein Unglück, denn die völlige Epithelisierung erfolgt rasch und spontan, nicht nur von den Epidermisrändern aus, sondern auch vom Wundgrund her und zwar von den oben beschriebenen Pfröpfchen („pits") der Haarbälge und Schweißdrüsen ausgehend. Anscheinend sproßt das Epithel trotz Umkehrung der Cutisschicht nach der Oberfläche zu. Sollte es seine ursprüngliche Wachstumsrichtung beibehalten, so müßte es zur Bildung von Epithelcystchen kommen. Solche haben aber weder Hynes noch Verfasser beobachtet.

Die Frage, warum die Cutis in dieser Form verwendbar und vor allem warum sie *umzukehren* sei, beantwortet Hynes wie folgt: „Das Überleben des ‚skin dermis graft' beruht auf der Tatsache, daß die Cutis ohne ihren epithelialen Überzug rascher Fuß faßt als dies ein gewöhnlicher Spalthautlappen gleicher Dicke tut." Dabei müsse die Lederhaut umgekehrt werden, da sonst die oben erwähnten Pfröpfchen („pits") den Gefäßkontakt behinderten.

Dieser Auffassung kann sich Verfasser nicht anschließen: Zum ersten läßt sich die Lederhaut nicht verdoppeln bzw. verdicken, ohne sie ihres epithelialen Überzugs zu befreien. Im weiteren schafft ein Blick auf die Anatomie der Hautgefäße (Abb. 7) sofort Klarheit darüber, warum die *Umkehrung* der Cutis günstige Anheilungsbedingungen schafft: Sie kehrt das dichte, oberflächliche

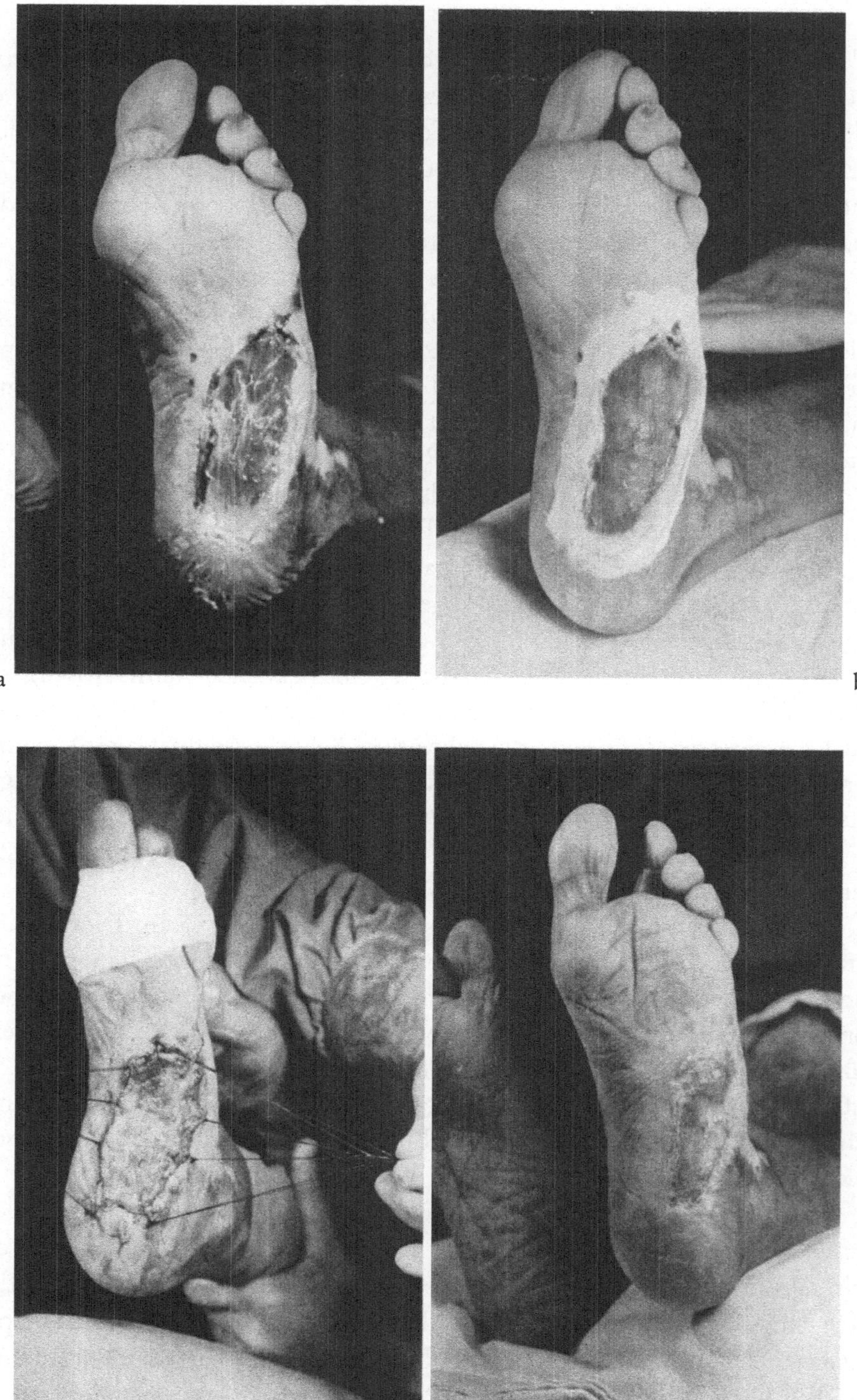

Abb. 26a—d. Cutis-Umkehrplastik nach Hynes (Skin dermis graft). a Tiefes, chronisches Ulcus der Fußsohle. b Nach Wundvorbereitung auf die Transplantation. c Cutislappen nach Umkehrung und Einpassung in den Defekt und Aufsteppung eines Thiersch-Lappens als provisorischen Verband. d Heilung nach Ersatz des provisorischen Thiersch- durch dicken Spalthautlappen

Capillarnetz* nach unten dem Wundgrunde zu. Dieses letztere vermag durch rasche Gefäßsprossungen innerhalb nützlicher Frist (wir wissen schon aus Thierschs Untersuchungen, daß diese etwa 48 Std beträgt), jenen Gefäßkontakt mit dem Wundgrund herzustellen, der zum Überleben des Transplantates notwendig ist.

Das Endresultat ist jedenfalls erstaunlich. Man erhält durch diese Methode tatsächlich dicke Lappen, die tiefe Defekte auszufüllen vermögen. Bemerkenswert ist ferner, daß sie auf der Unterlage verschieblich bleiben und keine Neigung zur Narbenkontraktur aufweisen. Diese Vorteile lassen das Verfahren besonders auch zur Anwendung im Bereiche der Gelenke als geeignet erscheinen.

Ihrer Leistung nach läßt sich die Cutis-Umkehrplastik durchaus mit der gestielten Transplantation vergleichen, birgt aber andererseits alle Vorteile der *freien* Transplantation in sich.

Später (1957) hat Hynes seine Dermis-Umkehrplastik vereinfacht: Sofern die Narbenplatten nicht direkt dem Knochen aufliegen, kann auf die Zwischenschaltung einer Dermisschichte verzichtet werden. Die alterierte Haut (Narbe etc.) wird bis zum Auftreten von Blutpunkten abgeschabt und geebnet und anschließend überthierscht. Dieses Procedere kann mehrfach wiederholt werden, je nachdem es sich lediglich um ästhetische Gesichtspunkte handelt oder ob zur Behebung eines Niveau-Unterschiedes eine Verdickung der Weichteile angestrebt wird [81].

II. Die Insellappen-Plastik

1. Die Reverdin-Plastik

Im Gegensatz zur Flächenlappen-Plastik beschränkt sich die Insellappen-Plastik darauf, Hautinseln über die Wunde zu verteilen, die erst sekundär durch regenerative Ausbreitung der Inseln einen zusammenhängenden Hautüberzug ergeben.

Für die *Vorbereitung der Wunde* gelten die schon dargelegten Gesichtspunkte. Da das Reverdin-Läppchen anspruchsloser ist als die Spalthautlappen, so kann hier bei der Beurteilung der Transplantationsbereitschaft der Wunde ein weniger strenger Maßstab angelegt werden. Dies ist ja der Grund, weshalb in schwierigen Fällen zur Reverdin-Plastik gegriffen wird: Die kleinen Hautinseln wachsen oft inmitten eines Eitersees auf der Wunde an.

Die Anaesthesie. Sie wird in derselben Weise ausgeführt, wie bei der Thiersch-Plastik beschrieben: Das für die Entnahme der Insellappen bestimmte Feld wird mit Tinktur umrändert, nachdem die Haut zuvor mit Desogen-Lösung (bzw. Zephirol, Merfen usw.) abgewaschen wurde. Von den Rändern

---

* Nicht umsonst heißt die oberflächliche Cutisschicht auch „Cutis vascularis" (Herxheimer).

des bezeichneten Feldes aus wird mit langer Nadel die Haut mit $^1/_2\%$iger Novocain-Lösung (ohne Adrenalin-Zusatz) unterspritzt.

Entnahme und Aufpflanzung der Läppchen werden am besten durch *zwei* Operateure besorgt, nicht nur aus Gründen der Zeitersparnis, sondern auch deshalb, weil nicht mit denselben Instrumenten, mit denen die Läppchen auf der Wunde zurechtgelegt werden, die Entnahme der Pfröpflinge erfolgen darf, da sonst eine Infektion der Entnahmestellen zu befürchten ist. Man geht wie folgt vor: Operateur A entnimmt die Läppchen, indem er mittels langer feiner Nadel die Haut zeltförmig abhebt. Mit dem Messer wird nun die Kuppe dieses Zeltes in der Weise abgetragen, daß die Pfröpflinge nicht mehr als einige Millimeter im Durchmesser betragen. Die Läppchen sollen so oberflächlich als möglich geschnitten werden, damit sie an der dicksten Stelle nur wenig Corium enthalten. Sie werden hierauf auf eine sterile Gaze gelegt, von der sie Operateur B mit feiner Nadel und anatomischer Pinzette entnimmt, um sie auf die Wunde zu bringen. Für diesen Zweck ist von Mehra [109] eine spezielle feine Faßzange konstruiert worden („skin seed graft forceps"), die das Pfropfen der Wunde erleichtern soll. Die Entnahmen sollen so dicht als möglich nebeneinander erfolgen und auch für die Aufpflanzung empfiehlt sich eine *dichte* Anordnung.

Aus den Studien Carrels u.a. wissen wir, daß die regenerative Kraft der Hautränder anfangs am größten ist, mit der Zeit abnimmt und schließlich erlahmt. Die Läppchen dürfen also nicht so spärlich zerstreut angeordnet werden, daß ihre regenerative Kraft vor Konfluieren der Hautinseln erschöpft ist. 1,0 cm Abstand zwischen den einzelnen Läppchen dürfte das Maximum des Zulässigen sein.

Verbandstechnik. Da neben den Hautinseln große Teile der Wunde noch freiliegen, so kann nur ein Verband in Frage kommen, der sowohl für die Hautläppchen als auch für die granulierende Wunde geeignet ist und der verhindert, daß die ersteren durch die Wundsekretion Schaden leiden. Dies kann in befriedigender Weise nur durch den *feuchten Verband* geschehen. Damit beim Wechseln der Kompressen die Läppchen nicht mit abgehoben werden, wird ein schützender Gazeschleier *über die ganze Wunde ausgespannt und ringsum mittels Tannin-Gelee an der umgebenden Haut festgeklebt.* Auch Penicillin-Tüll bzw. Carbonet kann hierfür verwendet werden. Darüber erfolgen die Umschläge. Je heftiger die Sekretion, desto häufiger müssen die Kompressen gewechselt werden, im Mittel 1—2mal täglich. Als Lösungsmittel bewährt sich auch hier am besten $^1/_2\%$ige Chloramin- bzw. Furacinlösung. Sobald die Sekretion auf ein Minimum zurückgegangen ist, kann mit Kompressen von physiologischer NaCl-Lösung fortgefahren werden.

Die Hautinseln sind erst dann gesichert, sobald sich ein mehr oder weniger lückenloser Hautüberzug gebildet hat.

Werden die Verbände zu frühzeitig vernachlässigt, so bilden sich Eiterkrusten und Schorfe, unter denen die Hautinseln proteolytisch aufgelöst und

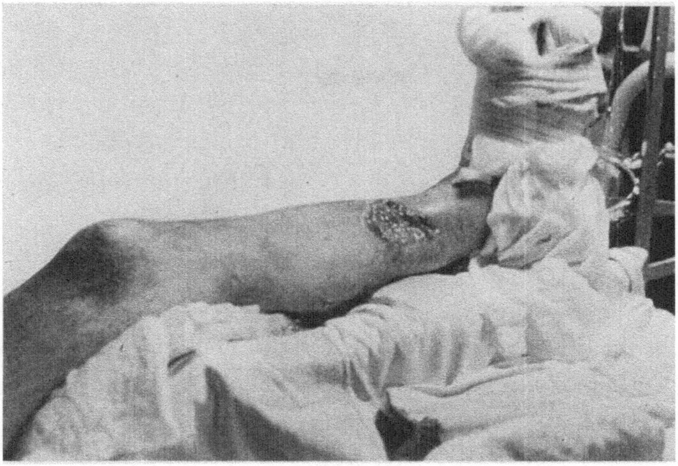

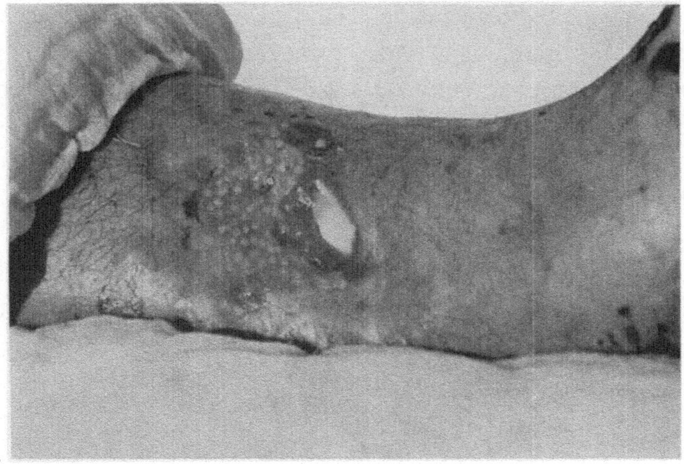

Abb. 27a—c. Reverdin-Plastik bei offener Unterschenkelfraktur. a Verbandsanordnung.
b Schutz der Hautläppchen durch Gazeschleier, über dem die feuchten Kompressen gewechselt werden (s. Text). c Zwischen den eingeheilten Inselläppchen ist die dünne, regenerierte Narbenhaut sichtbar

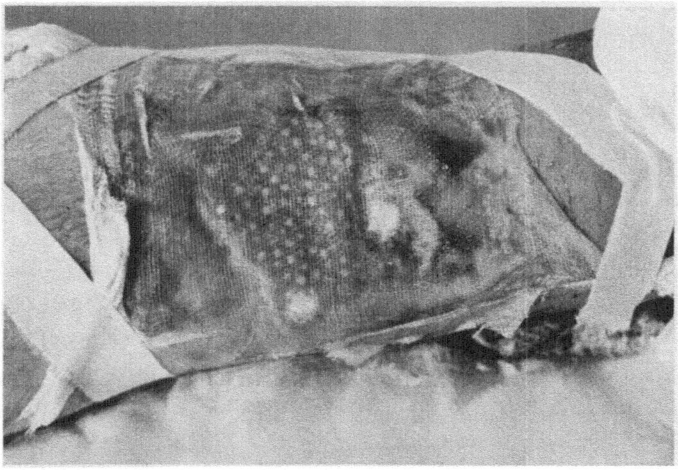

zerstört werden. Mit den feuchten Verbänden wird daher fortgefahren, bis die Hautdecke gesichert erscheint. Bei Gefahr von Maceration wird die Wunde täglich einige Stunden an der Luft belassen. Salbenverbände sind höchstens intermittierend zu verwenden, am besten in Form von Furacinsalbe.

2. Die Davis-Plastik

Sie entspricht im Prinzip der Reverdin-Plastik. Die Läppchen werden jedoch *tiefer* geschnitten und umfassen einen Großteil des Coriums (s. Abb. 9). Was die Entnahme der Läppchen sowie die Verbandstechnik betrifft, so wird genau gleich vorgegangen wie bei der Reverdin-Plastik. Im Prinzip verhält es sich bei den Inselläppchen gleich wie bei den Flächenlappen: Je dünner der Coriumanteil, desto leichter die Anheilung. Nicht ganz im selben Maße allerdings bedeutet bei den Davis-Lappen die Zunahme an Corium eine Erschwerung der Anheilung.

3. Die „postage stamp"-Methode

Eine weitere Form der Inselplastik stellt die *„Postage Stamp"-Methode* nach Flagstone dar: Es handelt sich (s. S. 23) im Grunde um Thiersch-Lappen, die in einzelne rechtwinklige Stücke von Briefmarkengröße (Name) zerschnitten und unter Belassung kleinerer oder größerer Zwischenräume auf granulierende Wunden verpflanzt werden. Von den Hautinseln aus erfolgt die Epithelisierung der offen gelassenen Zwischenräume spontan. Das Verfahren bezweckt somit, ausgedehnte Wunden mit möglichst wenig Hautmaterial zur Überhäutung zu bringen. Es liegt auf der Hand, daß sich die Methode vor allem für ausgedehnte Verbrennungswunden eignet, bei denen die spärlichen Spenderzonen zu ökonomischer Verwendung des Hautmaterials zwingen.

Zur Verwendung gelangen nur *dünne* Spalthautlappen, einerseits, weil diese auf granulierenden Wunden leichter anheilen und fernerhin weil dermareiche Lappen schrumpfen bzw. zusammenrollen, sofern sie nicht durch Nähte in Spannung gehalten werden.

Aus dem Gesagten geht hervor, daß die „postage stamp"-Methode nur dort in Frage kommt, wo die Notwendigkeit der Überhäutung als solcher im Vordergrunde steht, kosmetische und funktionelle Ansprüche dagegen zunächst hintangestellt werden können.

4. Die Maschenlappen-Plastik

Eine Abart der Inselplastik stellt schließlich die *Maschenlappen-Plastik* („Meshskin graft") nach Tanner-Vandeput dar. Der Methode liegt dasselbe Prinzip

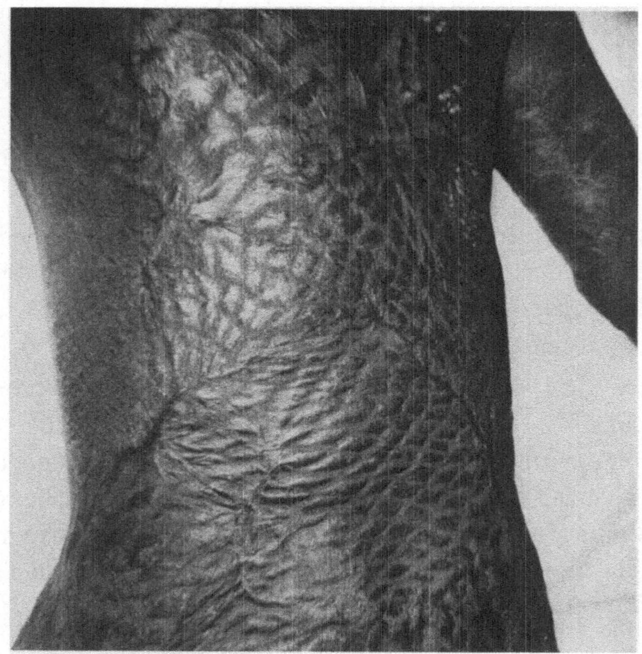

Abb. 28. Maschenlappen (Mesh skin graft) über der Rumpf-Vorderseite nach ausgedehnter Verbrennung, 18 Monate nach Anheilung*

zugrunde, das für alle anderen Insellappen-Plastiken wegleitend ist: Mit wenig Haut ein Vielfaches an Wundfläche zur Epithelisierung zu bringen. Zu diesem Zwecke wird ein normal entnommener Spalthautlappen durch eine spezielle Schneidemaschine (Mesh-Dermatome nach Tanner-Vandeput) hindurchgezogen, wodurch dieser mit parallelen Reihen kleiner Einschnitte versehen wird. Diese Einschnitte alternieren sich in der Weise, daß der so zubereitete, allseits auseinandergezogene Lappen ein Netzwerk ergibt, das sich auf das Dreifache der ursprünglichen Fläche ausdehnen läßt. Das Netzwerk besteht somit aus Hautleisten, die rhombische Lücken einschließen. Das Transplantat wird in der gewünschten Ausdehnung ringsum an den Wundrändern fixiert. Abb. 28 zeigt zwischen den Hautmaschen die rhombischen Zwischenräume, die der spontanen Epithelisierung überlassen blieben.

Es liegt auf der Hand, daß die Maschenhaut durch ihre spezielle Struktur sich leicht an anatomische Unebenheiten anschmiegt.

Verbandstechnik. Da, wie bei jeder anderen Insellappen-Plastik neben den Hautleisten große Teile der Wunde noch freiliegen, kommt nur der *feuchte* Verband in Frage. Das Transplantat wird zunächst durch eine weitmaschige Gaze (Carbonet- oder Penicillin-Tüll usw.) abgedeckt, die an den Wundrändern durch Tannin-Gelee zum Kleben gebracht wird. Darüber lassen sich nun leicht die

---

* Abbildung freundlicherweise durch J. C. Tanner Jr. zur Verfügung gestellt.

feuchten Verbände täglich wechseln, ohne das Anwachsen des Hautnetzes zu stören. Als Lösungsmittel verwendet man je nach Beschaffenheit des Wundgrundes Chloramin, Furacin oder physiologische NaCl-Lösung, die letztere besonders dann, wenn die Sekretion weitgehend zurückgegangen ist. Die feuchten Umschläge werden bis zur vollständigen Überhäutung der Wunde fortgesetzt.

Der Verwendungsbereich dieser Methode dürfte sich auf ausgedehnte Verbrennungswunden beschränken, wo die Notwendigkeit der Überhäutung an sich im Vordergrunde steht, ohne Rücksicht auf ästhetische oder funktionelle Qualitäten des entstehenden Hautüberzuges.

In neuester Zeit ist das ursprüngliche Mesh-Graft-Dermatom, das im Gebrauch nicht ohne Tücken war, durch seine eigenen Erfinder vereinfacht und verbessert worden. Der neue sog. „Mesh-Skin-Graft-Expander" (Padgett Instruments, Kansas City) erlaubt nun, ein Hautnetz herzustellen, das sich im extremen Falle bis auf das 12fache des ursprünglichen Flächeninhaltes ausdehnen läßt. Für weitere Einzelheiten sei auf die Originalarbeiten Tanners und Vandeputs hingewiesen [147].

5. Die Braunsche Hautpfropfung

Sie hat im allgemeinen nur noch historisches Interesse, vielleicht jedoch nicht ganz zu Recht.

Technik. Ein Thiersch-Lappen wird in gewöhnlicher Weise entnommen und in 4—5 mm² große Hautstückchen zerlegt. Diese werden mit feiner Pinzette oder Nadel in nicht zu großen Abständen schräg in die Tiefe der Granulationen eingesteckt und zwar 3—4 mm tief, in der Weise, daß die Granulationen sich über den Setzlingen wieder schließen. Je *dünner* die Läppchen, desto leichter die Anheilung.

Verbandstechnik. Auf einen eigentlichen Verband kann verzichtet werden. Dies ist der Vorteil der Methode. Unter Umständen kann die bei der Reverdin-Plastik gebräuchliche Verbandstechnik zur Anwendung kommen.

Wie aus histologischen Untersuchungen hervorgeht, treiben die Hautläppchen alsbald Epithelzapfen nach der Oberfläche. Nach 5—6 Tagen, manchmal aber auch erst nach 2—3 Wochen, erscheinen die Epithelinseln auf der Oberfläche als blauweiße Punkte mit hochrotem Hof. Gleichzeitig macht sich auch der chemotaktische Einfluß auf das Randepithel geltend, das wieder lebhaft zu sprießen beginnt, bis schließlich die Epithelinseln unter sich und mit dem Randsaum konfluieren. Es kann auch vorkommen, daß die Epithelisierung — besonders wenn die Hautinseln zu weit auseinander liegen — zum Stillstand kommt. In diesem Falle ist die Wunde neuerdings mit Setzlingen zu beschicken.

6. Die Epithelaussaat nach v. Mangoldt-Fiddes

Die *Technik* dieser Hautverpflanzungsmethode, die ebenfalls kaum mehr geübt wird, hat Noesske [112], ein Schüler Mangoldts, nach langjährigem Ausbau der Methode wie folgt beschrieben:

„Nach exakter Vorbereitung der Entnahmestelle wird mit einem scharfen, aseptischen Rasiermesser, dessen Schneide man senkrecht auf die mit der linken Hand gegengespannte Haut aufsetzt, die oberste Hautschicht in rasch wiederholten, einige Zentimeter lang geführten Zügen abgeschabt; einige aufgeträufelte Tropfen steriler physiologischer Kochsalzlösung erleichtern das Schaben der oberflächlichsten verhornten Schicht und schonen das Messer, sind aber entbehrlich, zumal in den tieferen, weniger trockenen Lagen der Epidermis. Es entsteht nun bei den ersten Zügen des fest aufgesetzten Messers, das bei rascher, senkrechter Führung nie Schnittverletzungen macht, zunächst ein trockenes Mehl spröder Epidermisschuppen, das vorwiegend nur die bereits verhornten, also abgestorbenen Zellagen des Stratum corneum, vielleicht auch noch schädliche Mikroorganismen, trotz aller Desinfektion, enthält und demgemäß als wertlos für unsere Zwecke erst beseitigt werden muß, ehe das Messer beim Fortsetzen des Schabens die lebenden, vermehrungsfähigen Zellen der unteren, dem Papillarkörper aufsitzenden Epidermisschicht, das Stratum germinativum, erreicht. Bei dem welligen Bau des Papillarkörpers werden die obersten Kuppen der Papillen bei der Abschabung der untersten Epidermislagen zum Teil mitverletzt. Somit gibt uns erst das Erscheinen feiner, punktförmiger Blutungen die Gewißheit, daß wir die lebensfähigsten, sich beständig vermehrenden Fußzellen des Stratum germinativum mitgewonnen haben, auf deren Lebenskraft und Wachstum das Wesen der Epithelaussaat beruht.

Der ziegelrote Epithelbrei, der beim Schaben der tieferen Epidermislagen als ein Gemisch von Epithelien und defibriniertem Blute entsteht, wird nun vom Rasiermesser mit Myrtenblattsonde abgestrichen und überallhin auf dem zu überhäutenden Defekt durch Aufstreichen und Aufpressen möglichst gleichmäßig verteilt. Vorher schon muß, wie bereits betont, die oberste, weiche Granulationsschicht des Defektes abgeschabt oder besser noch mit einem Messer glatt abgetragen und die Blutung durch Aufpressen von glatten Lagen von Gazemull, der mit steriler Kochsalzlösung genügend befeuchtet ist und daher nicht anklebt, gestillt worden sein.“

Die mit dem Epithelbrei überall bestrichene Wundfläche wird am besten mit sterilem Protective-Silk bedeckt, wobei schmale Lücken für den Wundsekretabfluß belassen werden. Darüber kommt ein steriler Mullverband, der u.U. mit physiologischer Kochsalzlösung leicht feucht gehalten wird.

Nach 2 oder höchstens 3 Tagen wird der Verband gewechselt. Es zeigt sich dann meistens ein schmieriger Belag, dessen Aussehen jedoch nicht zur Annahme eines Mißerfolges verleiten muß. Es darf höchstens mit feuchten Tupfern ganz vorsichtig der lose aufliegende, schleimige Belag entfernt werden. Hiernach wird der Verband in gleicher Weise wie zuvor erneuert. Mit dem Verbandwechsel soll nicht länger als höchstens 3 Tage zugewartet werden, da sonst bereits angeheilte Epithelinseln durch Maceration zerstört werden.

Nach 5—8 Tagen zeigen die angegangenen Epithelinseln ähnliche Bilder wie bei der Braunschen Pfropfung: Die Höfe dehnen sich nun rasch weiter aus, wie Bacillenkulturen auf Gelatineplatten.

Wo das Granulationsgewebe zwischen den Epidermisinseln üppig wuchert, empfiehlt es sich, die Granulationen mit dem Messer abzutragen, da sonst das Flächenwachstum des Epithels (offenbar durch Störung der Chemotaxis) behindert wird. Am besten läßt sich das Granulationsgewebe durch *feuchten Druckverband* à niveau halten, bis die Konfluierung der Hautinseln zustande gekommen ist.

Als *Entnahmestelle* eignet sich auch hier am besten die Außenseite des Oberschenkels. Die Versorgung der Spenderwunde geschieht in gleicher Weise wie bei der Thiersch-Plastik.

Die Wiedererlangung der Sensibilität transplantierter Haut

Jegliche transplantierte Haut verliert zunächst ihre Sensibilität. Lexer [92] beobachtete, daß die Wiederherstellung derselben nach 6—8 Wochen von den Defekträndern aus langsam beginnt, daß sie aber dauernd herabgesetzt bleiben könne, vor allem die Temperaturempfindung. Eingehender wurden die Verhältnisse in neuerer Zeit studiert und zwar vor allem von Pontén [125]. Mit Ausnahme der taktilen Qualitäten beginnt die Sensibilität tatsächlich nach 1—2 Monaten wiederzukehren. Wichtig ist vor allem die *Dicke* der verpflanzten Haut: Vollhautlappen gelangen leichter zur Wiederherstellung ihrer Sensibilität als Spalthautlappen (noch günstiger liegen die Verhältnisse im allgemeinen bei *gestielt* verpflanzten Lappen). Entscheidend ist ferner der Pflanzboden, d.h. die Beschaffenheit der transplantierten Wunde: Es liegt auf der Hand, daß bei der *frischen* Wunde, d.h. bei *primären* Transplantationen die Verhältnisse für die Reinnervation günstiger liegen als bei *sekundären*. Besonders wo auf chronische Granulationen des Wundgrundes nach der Transplantation eine dichte, fibröse Narbenplatte folgt, können die Voraussetzungen für die Wiederherstellung der Sensibilität keine günstigen sein. Dies ist vor allem der Fall nach Verpflanzung auf tiefe Verbrennungswunden. So ist vor allem unter den *dünneren* Lappen eine dichtere fibröse Schicht anzutreffen (Davis u. Kitlowsky [47]). Daß fernerhin Lappen, die direkt auf Periost oder Muskel verpflanzt werden, nur schwerlich eine taugliche Sensibilität wieder erlangen, ist a priori einleuchtend. Die Wiedererlangung der sensiblen Qualitäten erfolgt im allgemeinen nach dem Muster, das durch die örtliche Anlage der Empfängerstelle bedingt ist (Pontén [125]). Dabei ist zu bedenken, daß der Reichtum des sensiven Nervengeflechtes je nach Lokalisation erheblichen Unterschieden unterworfen sein kann. Auch soll das zeitliche Intervall zwischen Wundsetzung und Überhäutung für das Ergebnis der sensiblen Wiederherstellung von Bedeutung sein, eine Annahme, die allerdings von Pontén nicht bestätigt wird.

Was nun die Qualität der wiedererlangten Sensibilität betrifft, so ist diese zumeist während der ersten beiden Jahre abnorm. So ist die Schmerzempfindung häufig intensiver als in der umgebenden Haut (Davis [48], Guttmann [70], Pontén [125]). Auch die Tast- und Temperaturempfindung kann zunächst schmerzhaft sein. Von allen sensiblen Qualitäten entwickelt sich die Schmerzempfindung am raschesten. Festzustehen scheint, daß der schließlich wiedererlangte Grad an Sensibilität vor allem jener der Tastempfindung, den Stempel des Sensibilitätscharakters der *Empfängerstelle* trägt.

Von großer Bedeutung für die transplantierte Haut ist auch die Wiedererlangung der Funktion ihrer Anhangsgebilde. *Spalthautlappen* enthalten keine *tätigen* Schweißdrüsen: Mit der Transplantation verlieren sie die Fähigkeit zur Schweißabsonderung. Anders der *Vollhautlappen*. Dieser enthält in der Regel einen erheblichen Teil an Schweißdrüsen. Nach McGregor [105] soll der Großteil derselben nach der Verpflanzung reinnerviert und somit zur Wiederaufnahme der Schweißabsonderung befähigt werden. Daß eine enge Abhängigkeit der Drüsensekretion von der wiederhergestellten Innervation besteht, ist selbstverständlich. Auch hier nimmt die wiederhergestellte Schweißdrüsensekretion den Charakter der Empfängerstelle an, d.h. jener Zone, in welche das Hautstück verpflanzt wurde (McGregor, Pontén).

Was die *Talgdrüsen* betrifft, so sind solche sowohl in den Vollhaut- als auch in den Spalthautlappen enthalten (Pontén). Im Gegensatz zu den Schweißdrüsen soll die Wiederherstellung der Talgdrüsensekretion *nicht* von der Reinnervation abhängig sein.

Alles bisher Erwähnte gilt für die *Flächenlappen-Plastik* (Vollhaut- und Spalthautlappen). Daß für die *Insellappen-Plastik* (Reverdin, Davis usw.) die Voraussetzungen für eine Wiedererlangung der Sensibilität außerordentlich viel ungünstiger und von einer kaum übersehbaren Zahl von Faktoren abhängig sind, liegt auf der Hand. Genauere Untersuchungen hierüber sind Verfasser nicht bekannt.

Die Homo-Transplantation der Haut

1. Einleitung

Die Hautüberpflanzung von einem Individuum auf das andere derselben Species ist ein altes Problem, dessen Lösung für den Menschen nie dringlicher gewünscht wurde als heute. Bei allen Fortschritten, die sich für die Organ-Homo-Transplantation anbahnen, setzt die Haut einstweilen jeder Verpflanzung außerhalb des Individual-Bereiches unüberwindlichen Widerstand entgegen. Als Begrenzung des Organismus nach der Außenwelt hin ist es offenbar ihre Aufgabe, die Schranken der Individualität am hartnäckigsten zu verteidigen.

Bei ausgedehnten Hautverlusten besteht oft die Notwendigkeit, Hautmaterial vom Mitmenschen oder von der frischen Leiche zur Deckung der Wundflächen heranzuziehen. Vor allem die dauernde Zunahme *schwerer Verbrennungen* durch die heutigen Industriebetriebe, durch Verkehrsmittel, sowie durch die Waffen modernster Kriegführung macht die Frage der Haut-Homo-Transplantation besonders aktuell.

Abgesehen von Versuchen, die zu allen Zeiten immer wieder angestellt wurden, stammen die ersten brauchbaren Beobachtungen von Reverdin, der Insellappen vom Neger auf den Weißen verpflanzte. Thiersch benützte Amputations- und frisches Leichenmaterial. Zu einer *dauernden* Anheilung kam es nicht. Bei seinen größeren Lappen war das Resultat eindeutiger als bei den kleinen Insellappen Reverdins. Es fehlte nicht an Mitteilungen über „geglückte" Homo-Transplantationen, so z.B. von Karg, Guthrie, Davis u.a. Wenn wir diese Mitteilungen heute aufmerksam durchlesen, so hält keine einzige einer strengen Kritik stand.

Der meistbegangene Fehler bestand in der Wahl *zu kleiner* Transplantate. Bei solchen ist nach 2—3 Wochen schlechterdings nicht zu beurteilen, was als Regenerat vom Rande her und was als *eingeheiltes Transplantat* anzusprechen ist.

Man weiß ja heute von zahllosen Versuchen zur Genüge, daß der Ersatz kleiner Epidermislappen durch Regeneration vom Rande her so allmählich erfolgt, daß u.U. praktisch gar kein Verlust in Erscheinung tritt: Im selben Maße, als das Homo-Transplantat im Laufe der ersten paar Wochen wegschmilzt, erfolgt die Überhäutung durch die umgebende Haut. Wo größere Lappen aufgepflanzt wurden, da finden wir entweder zuwenig lange Beobachtungszeiten (man kann nach 2—3 Wochen nicht von „Anheilung" sprechen!), oder es wurde einfach das Schlußresultat als maßgebend bezeichnet, ohne genau beurteilen zu können, ob das Transplantat als Ganzes oder wenigstens Teile desselben zur Anheilung gelangten. Mit anderen Worten, es wurde fast durchwegs, wie Lexer sagte, *„die Heilung der Wunde der Anheilung des Transplantates gleichgestellt"*.

Bessere Rückschlüsse ließen Tierversuche zu, wie sie von Schöne [138] (einem Mitarbeiter Ehrlichs), Carnot und Deflandre, sowie von Loeb [204] u.a. ausgeführt wurden. Schöne fand bei Versuchen an Mäusen, daß Epidermis-Übertragungen von dem einen auf das andere Individuum derselben Species höchstens gelingen, wenn es sich um *gleichgeschlechtliche Geschwister desselben Wurfes* handelt. Unter ähnlichen Bedingungen soll Perthes (zit. nach Lexer) am Menschen einen Versuch vorgenommen haben und zwar unter *gleichgeschlechtlichen Geschwistern*, der allerdings ohne Erfolg blieb.

Lexer [205] hat schon am *Deutschen Chirurgen-Kongreß* 1911 hervorgehoben, daß die Homo-Transplantation ein ungelöstes Problem darstellt und hat später in seinem Standardwerk über *„Die freien Transplantationen"* alle Berichte über geglückte Homo-Transplantationen entschieden in das Reich der Fabel verwiesen.

Immerhin ist daran festzuhalten, daß zwar ganz vereinzelte, als geglückt zu betrachtende Verpflanzungen beschrieben wurden (wir werden auf diese zurückkommen), *die ganz besonders günstigen, zufällig gegebenen Bedingungen zu verdanken sind*, daß aber *unter gewöhnlichen Verhältnissen eine Hautverpflanzung von einem Menschen auf den anderen nicht zu einer dauernden Anheilung führt*.

2. Klinischer Verlauf bei der Homo-Transplantation

Nach der Aufpflanzung unterscheidet sich das *Homo*-Transplantat zunächst in seinem Verhalten nicht wesentlich vom *Auto*-Transplantat, wenigstens was das klinische Aussehen betrifft. Der Lappen heilt innerhalb des normalen Zeitraumes an und so scheint zunächst alles in bester Ordnung. Gegen die dritte Woche zu, d.h. nach einer *latenten Zeit*, die allerdings sehr erheblichen Schwankungen unterworfen sein kann, beginnt zunächst eine starke Abblätterung der Hornschicht, dann aber auch tieferer Schichten. Da diese Abschilferung der oberflächlichen Schichten ja auch bei der *Auto*-Transplantation eine bekannte und keineswegs bedrohliche Erscheinung ist, so möchte man zunächst diesem Zeichen keine größere Bedeutung beimessen. Der Hautlappen aber, der zuvor schon ein normales und gesundes Aussehen angenommen hatte, wird zusehends livider und durchscheinender, bis schließlich im Verlaufe der folgenden Tage oder Wochen das unter dem Lappen emporsprießende Granulationsgewebe den dünnen Hautschleier an einzelnen Stellen durchbricht. Die Erosionen weiten sich nun rasch aus, bis endlich der ganze Lappen weggeschmolzen ist. Mitunter tritt nach Durchbrechung des Lappens eitriges Sekret auf, doch ist dies eine gelegentliche, akzidentelle Begleiterscheinung, die keineswegs charakteristisch ist. Nicht selten aber bleibt die Wunde bis zur völligen Zerstörung des Lappens schön rot, wobei eine unbedeutende leichte, oft nur seröse Sekretion in Erscheinung tritt. Von diesem als „normal" zu bezeichnenden Verlaufe kann es erhebliche Abweichungen geben: Der Zerfall des Lappens kann sehr *akut* erfolgen, mit Gangrän des Transplantates und stürmischer eitriger Abwehrreaktion seitens des Wundgrundes. In anderen Fällen aber kann die Auflösung des Transplantates außerordentlich *milde* verlaufen und sich über Monate hinziehen. Der Lappen kann dabei eintrocknen oder wird allmählich durch fibröses Narbengewebe ersetzt, ohne Auftreten irgendwelcher Sekretion.

3. Histologische Vorgänge nach Aufpflanzung von Homo-Transplantaten

Auf Grund eigener Untersuchungen von Probe-Excisionen am Menschen, die zu verschiedenen Zeitabständen nach der Aufpflanzung vorgenommen wurden, seien im folgenden die unter dem Lappen sich abspielenden histologischen Vorgänge beschrieben. Dabei sollen die Verhältnisse bei der *Auto*-Transplantation den anzustellenden Vergleichen als Grundlage dienen. Es wird daher nur auf die *Besonderheiten* der Homo-Transplantation eingegangen.

Während der ersten 8 Tage sind kaum merkliche Unterschiede gegenüber der Auto-Transplantation festzustellen. Am *10. Tage nach der Aufpflanzung* fällt auf, daß noch eine starke entzündliche Infiltration von Leukocyten, später mit *deutlichem Überwiegen der Lymphocyten* besteht, im Unterschiede zur *Auto*-Transplantation, bei der zu diesem Zeitpunkt die akuten Entzündungserscheinungen schon vorüber sind und die *leukocytäre* Infiltration der organisatorischen Bindegewebswucherung bereits Platz gemacht hat. *Es herrschen hier — im Gegensatz zu dort — ausgesprochen die Lymphocyten vor.* Sie infiltrieren den Wundgrund sowie den angrenzenden Coriumanteil des Transplantates. Häufig beobachtet man einen *Einbruch der weißen Blutkörperchen in das Rete Malpighi:* An Stellen, wo die Infiltration besonders dicht an das Epithel heranreicht, erscheint dessen basale Zellschicht aufgelockert und Lymphocytenschwärme dringen weit in das Innere der Epithelschicht vor.

Bald treten die ersten Zeichen von Epithelschädigung auf, vor allem in der Basalzellschicht, wie sie nachfolgend als charakteristisch für eine spätere Phase beschrieben werden. Die *Hornschicht* wird dicker, *die Verhornung der Epithelzellen ist ganz offensichtlich beschleunigt.* Das Epithel ist jedoch im großen und ganzen noch gut erhalten.

Nach dieser ersten Phase der akuten Erscheinungen, die man als *Entzündungs-Phase* bezeichnen könnte, folgt nun die *degenerative Phase.* Am *17. Tage nach der Aufpflanzung* zeigt sich folgendes Bild: Die entzündliche Infiltration ist stark zurückgegangen, in deutlichem Ausmaße ist sie nur noch in tieferen

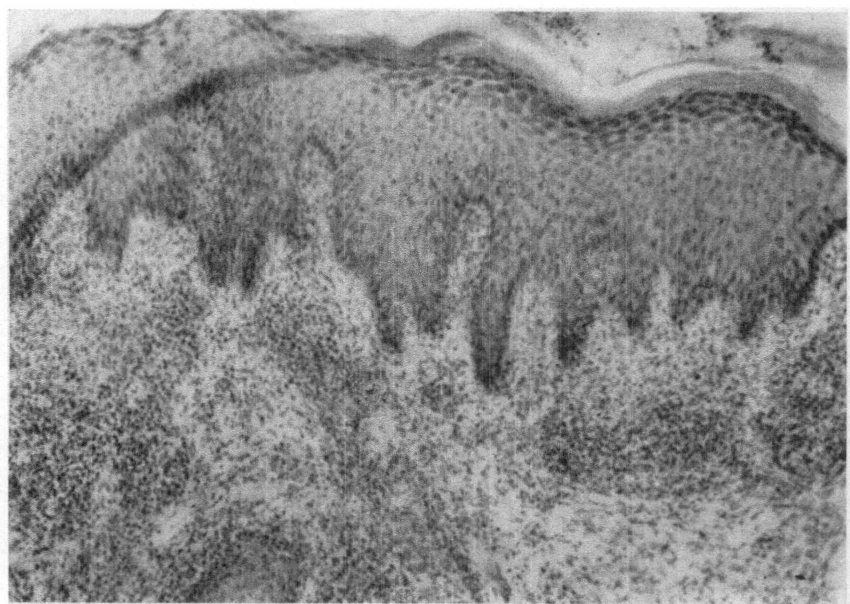

Abb. 29. Homoplastik 10 Tage nach Aufpflanzung. Starke entzündliche Infiltration unter dem Lappen mit eindeutigem Vorherrschen der Lymphocyten

Schichten anzutreffen und erscheint stellenweise noch in unmittelbarem Kontakt mit der Epithelschicht. Zwischen den Lymphocyten sind stellenweise auffallend viele *eosinophile Leukocyten* anzutreffen. Weitere Untersuchungen werden abzuklären haben, ob dieser Befund zum typischen Bilde gehört. Im *Coriumteil* des Lappens und angrenzend nach der Tiefe zu besteht nun eine starke Zunahme der Intercellularsubstanz und die ganze Schicht ist stellenweise, jedoch nicht durchwegs, ausgesprochen gefäßarm und hyalinisiert. Gefäßthrombosen gehören ebenfalls zum typischen Bild.

Die *Degenerationserscheinungen in der Epidermis* sind nun ausgesprochen: Vor allem die *Basalzellen* sind teils blasig aufgetrieben, teils geschrumpft, desgleichen die Zellkerne. Das Epithel wird zusehends dünner und zellärmer; trotzdem sind zahlreiche *Mitosen*, besonders in der Keimzellschicht, anzutreffen, offenbar als Versuch, den Zellschwund wettzumachen. Das nur noch aus 1—2 Zellagen bestehende Epithel grenzt z.T. unmittelbar an die übermäßig verdickte Hornschicht an. Es kommt also zu einem ausgesprochenen *Schwund des Rete Malpighi*. An anderen Stellen ist das Epithel völlig verschwunden und wird durch eine mehr oder weniger starke Fibrinschicht ersetzt.

Interessant ist das gegenseitige *Verhalten des Wirts- und Transplantatepithels an den Nahtstellen*. Bei guter Adaptation der Hautränder erfolgt ein völliges Ineinanderübergehen der beiden Epithelien, in einer Weise, die im histologischen Bilde die Grenze zwischen beiden nicht mit Sicherheit zu erkennen gestattet.

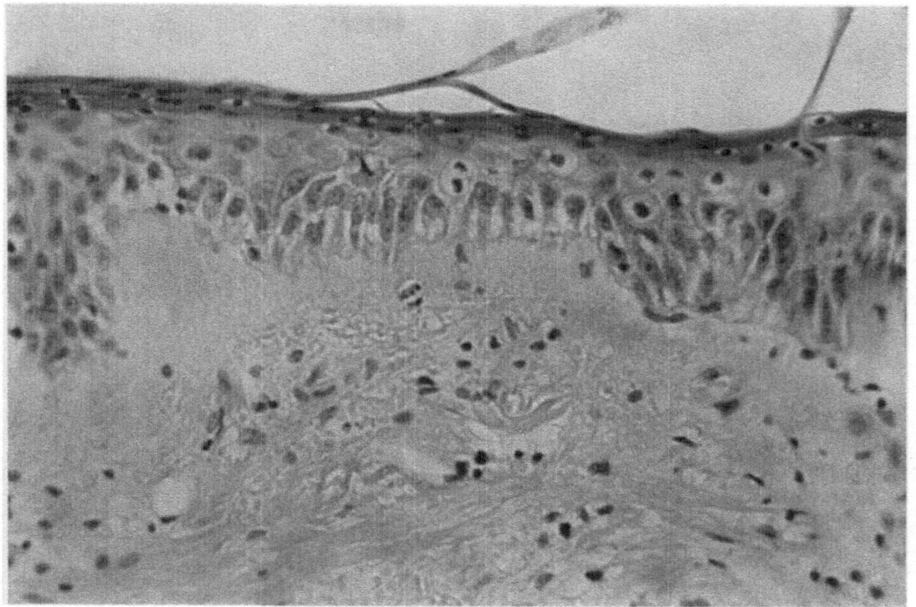

a

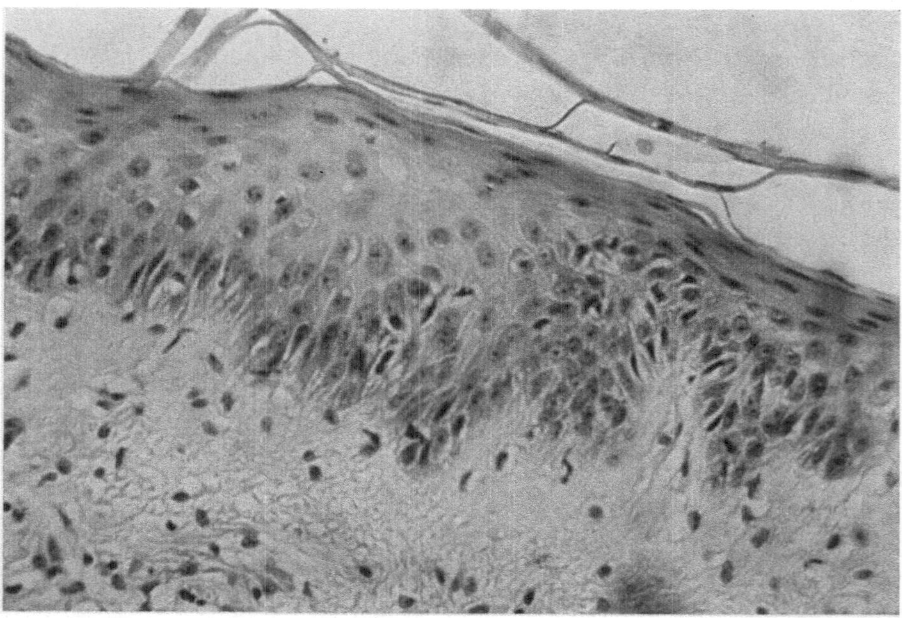

b

Abb. 30a u. b. Homoplastik 17 Tage nach Aufpflanzung. Degenerationserscheinungen der Keimzellschicht

Bemerkenswert ist ferner eine *Erscheinung, die ebenfalls an den Randzonen der Transplantate* zu beobachten ist: Im allgemeinen entspricht die Lymphocyten- und Leukocyteninfiltration ziemlich genau der Ausdehnung des Lappens,

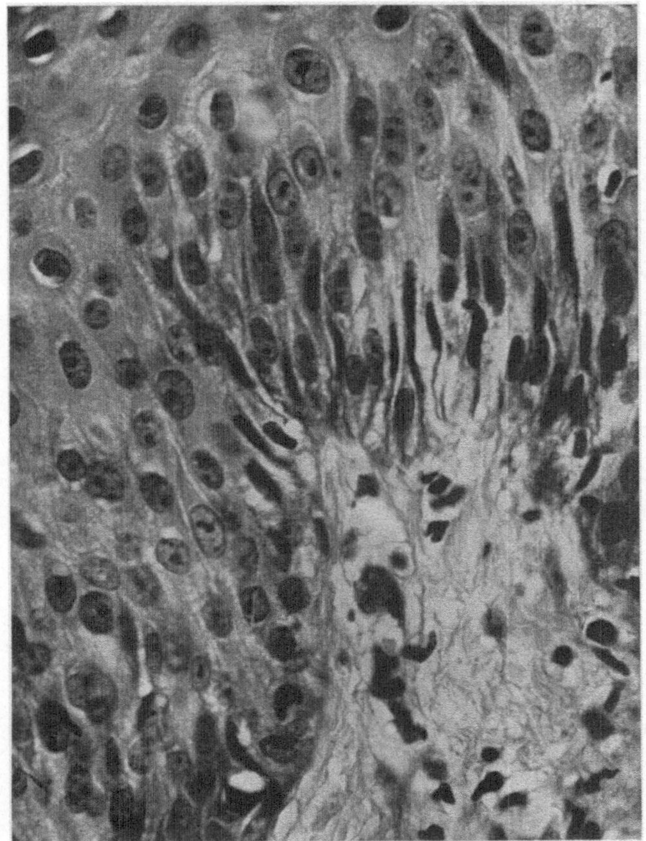

Abb. 31. Homo-Transplantat 17 Tage nach Aufpflanzung. Die Degenerationserscheinungen der Keimzellschicht bei stärkerer Vergrößerung

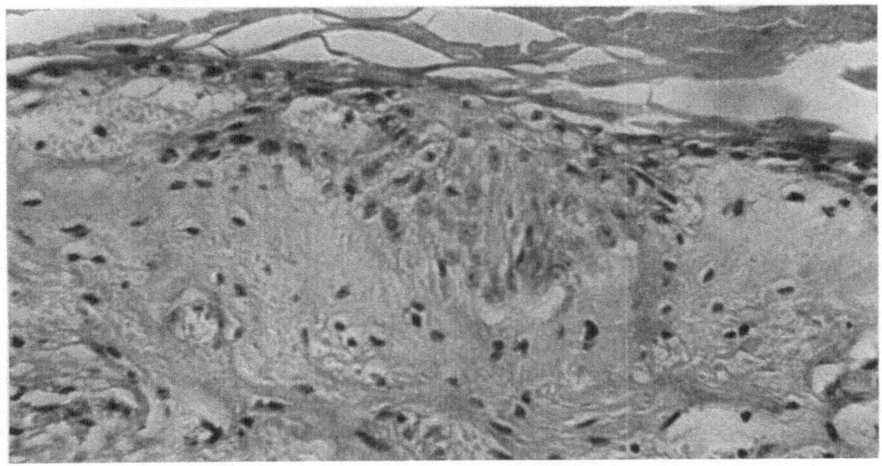

Abb. 32. Homoplastischer Thiersch-Lappen 17 Tage nach Aufpflanzung. Weit fortgeschrittener Auflösungsprozeß der Epidermis. Diese besteht an vielen Stellen nur noch aus Stratum corneum und einer einzelligen Schicht epidermaler Zellen mit geschrumpften Kernen

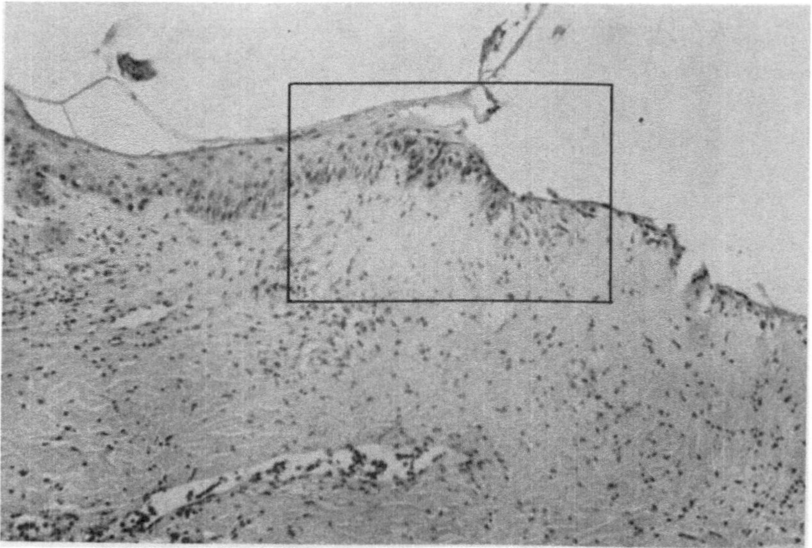

a

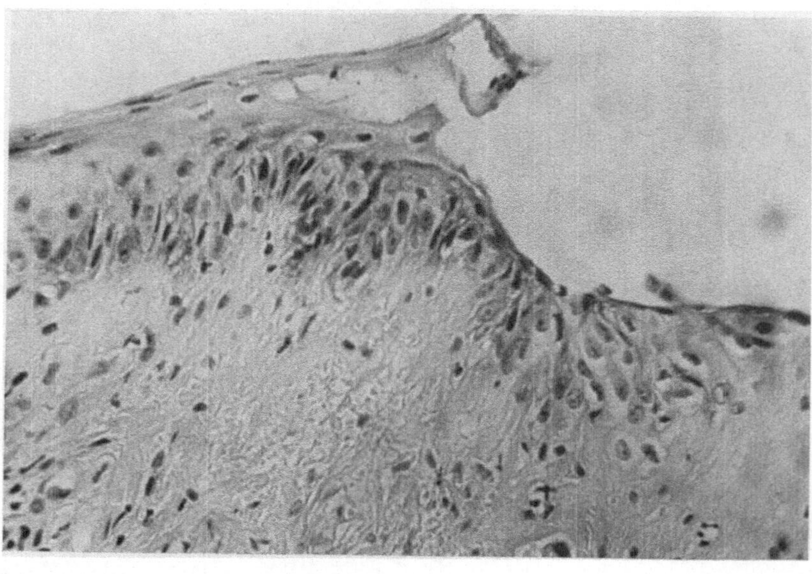

b

Abb. 33a u. b. Homotransplantation 17 Tage nach Aufpflanzung. Man beachte, daß sich der Epithelschwund am haftenden Lappen vollzieht. b Vergrößerter Ausschnitt

d. h. sie tritt höchstens wenige Millimeter seitlich in das umgebende Gewebe über.

An den Stellen, wo somit das Wundrandepithel von der Lymphocyten-Infiltration unterlagert ist, läßt dessen Basalzellschicht dieselben Degenerationserscheinungen erkennen, wie sie für das *Homo-Transplantat* beschrieben wurden, d. h. es kommt an den Randzonen der Wunde genauso zum Schwund des Epithels wie es für das Homo-Transplantat selbst charakteristisch ist. An den betreffenden Stellen besteht im allgemeinen *keine Gefäßarmut, wie sie im Bereiche der Lappen selbst* zu beobachten ist. Im Gegensatz dazu bleibt das Wundrandepithel bei nicht eingeheilten *Auto*-Transplantaten bis dicht an den nekrotischen, nicht angeheilten Lappen *völlig normal.*

Die stärksten Epithelveränderungen sind dort anzutreffen, wo die darunterliegende Infiltration am dichtesten ist. Wenn wir die *Leukocyten- und Lymphocyten-Infiltration* als erstes und sinnfälligstes Zeichen festhalten, so ist die *Degeneration der Basalschicht* offenbar die weitere Folge. An dieser wichtigsten Schicht des Epithels wirkt sich der schädigende Einfluß zuerst aus. Sie geht zugrunde, wodurch der physiologische Erneuerungsprozeß des Epithels erstickt wird. Es kommt somit zwangsläufig zum *Schwund des Rete Malpighi*, wie oben beschrieben, und schließlich zu jenem Bilde, bei dem die letzte übriggebliebene Epithelzellage unmittelbar an die Hornschicht angrenzt.

Der Zerstörungsprozeß ist somit bei der Homo-Transplantation prinzipiell anders als bei autoplastischen Lappen : Wo letztere aus irgendwelchem Grunde nicht zur Anheilung gelangen, da erfolgt die Abstoßung größerer oder kleinerer Epidermisteile *in toto.* Anders bei der homoplastisch verpflanzten Epidermis, die nicht *abgestoßen wird, sondern sich in loco „auflöst"*, d.h. *bis zum völligen Schwund auf dem Wundgrund haften bleibt.* Dies geht eindeutig aus den histologischen Bildern hervor (s. Abb. 32 und 33).

Ferner gehen bei den *auto*plastischen Lappen, sofern Anheilungsschwierigkeiten vorliegen, *zuerst die oberflächlichen Schichten zugrunde,* während sich die Keimzellschicht am hartnäckigsten verteidigt. Im Gegensatz dazu treten bei der *Homo*-Plastik *die ersten Schädigungen an der Keimzellschicht auf, von wo aus die Auflösung des Rete Malpighi nach der Oberfläche zu fortschreitet.*

Diese histologischen Befunde sprechen für eine *schädigende Einwirkung auf die Keimzellschicht* in offenbarem Zusammenhang mit den Veränderungen im Corium. Der Lappen vermag sich daher so lange zu halten, als die Keimzellschicht nach oben, d.h. nach der Verbrauchszone zu, Zellen nachzuliefern imstande ist. Sein Schicksal ist besiegelt, sobald die schädigende Einwirkung auf die Keimzellschicht jegliche Tätigkeit derselben zum Stillstand bringt.

4. Bisher geglückte Anheilungen von Homo-Transplantaten beim Menschen

Fast sämtliche in der Literatur mitgeteilten Fälle von „geglückter" Homo-Transplantation lassen genügende Anhaltspunkte für die Annahme einer wirklichen Anheilung *vermissen.* Um sicher urteilen zu können, müssen gewisse Voraussetzungen erfüllt sein, auf die noch zurückzukommen ist. Auf die zumeist begangenen Fehler wurde schon hingewiesen: zu kleine Transplantate, zu kurze Beobachtungszeit und mangelnde Unterscheidung zwischen Heilung der Wunde und Anheilung des Transplantates.

Um diesen Irrtümern nicht zum Opfer zu fallen, muß man sich auf Faktoren stützen, *welche die Identität des transplantierten Lappens zu beweisen vermögen.* Als solche gelten: 1. *Haut-Teint*, 2. *Haarfarbe*, 3. *Charakteristik der Hautzeichnung* (Abstand der Poren, Hautfurchen etc.).

Nur wo diese makroskopisch erkennbaren Charaktereigenschaften der Haut nach ihrer Überpflanzung erhalten bleiben, kann von geglückter Homo-Transplantation gesprochen werden.

Meines Wissens ist bisher nur ein einziger Fall aus der Literatur bekannt, bei dem, nach obigen Kriterien zu urteilen, von Anheilung des Homo-Transplantates die Rede sein kann. Es handelt sich um den von F. Wolf 1946 mitgeteilten Fall [229]:

Die Verpflanzung wurde bei einem $5^{1}/_{2}$jährigen Knaben mit ausgedehnten Verbrennungen vorgenommen, die über ein Drittel der Körperoberfläche betrafen. Der bedrohliche Zustand konnte nur nach intensiver Schockbekämpfung mit *Bluttransfusionen* usw. beschworen werden. Die Granulationen der Wunde sahen schlaff und grau aus. Eine zunächst vorgenommene *auto*plastische Transplantation, die $1^{1}/_{2}$ Monate nach der Verbrennung ausgeführt wurde, scheiterte. Zunehmender Kräfteverfall veranlaßte zur *Homo-Transplantation*, die einen Monat später ausgeführt wurde und wobei der *Vater als Spender* diente. Es wurden sechs große Thiersch-Lappen überpflanzt. Die Lappen selbst wurden mit Silberfolie abgedeckt und darüber ein leichter Druckverband angebracht. Nach einer interkurrenten Broncho-Pneumonie mit schwerer Myokarditis wurde *1 1/2 Monate später eine zweite Homo-Transplantation* von sechs mitteldicken Hautlappen vorgenommen. Diesmal wurden die Granulationen zuvor mit einem scharfen Löffel abgekratzt. Alle Transplantate heilten ein. Der Vater war *Blutgruppe A*, der Sohn *Gruppe 0*.

Die Hauttransplantate bewahrten nach der Einheilung ihre Eigenheiten: Die hellblonden Haare, die charakteristische Farbtönung, sowie die gegenüber dem Empfänger wesentlich großporigere Beschaffenheit. Damit war die Identität der Transplantate erwiesen.

Bei einem zweiten Fall muß mit Wahrscheinlichkeit ebenfalls Anheilung angenommen werden. Es handelt sich um die von J. E. Kearns u. S. E. Reid mitgeteilte Homo-Transplantation [201], die auffallende Ähnlichkeiten mit der Wolfschen aufweist:

Auch hier war der Empfänger ein Kind (9jähriger Knabe), das *von beiden Eltern* Haut erhielt. Auch hier wurden merkwürdigerweise zunächst *Auto-Transplantationen* versucht und zwar während 5 Monaten zu wiederholten Malen, immer ohne Erfolg. Das Kind hatte in diesem Falle dieselbe Blutgruppe wie die *beiden Eltern*, nämlich Blutgruppe IV, und hatte *von diesen* zuvor verschiedene Bluttransfusionen erhalten. Die Vorbereitung der Wunde erfolgte zunächst durch Silbernitratlösung. Der dadurch entstandene tiefe Schorf wurde dann bis auf den Muskel bzw. die Fascie abgetragen. Die sauberen Granulationen wurden vor der Aufpflanzung mit Thrombinlösung benetzt, die Lappen mit Citrat-Plasma. Auf Fixationsnähte wurde verzichtet. Deckung der Lappen mit feinmaschiger Vaselingaze, darüber eine Lage sterilisierter Putzfäden. Befestigung durch elastische Binden. Während jeder Operation wurden Blut- und Plasma-Transfusionen gegeben. Auf parenterale Antibiotica-Gaben wurde verzichtet. Zu keiner Zeit konnten Eosinophilie oder andere Zeichen von Sensibilisierung beobachtet werden. Die Transplantationen wurden in 3 Etappen ausgeführt: die *erste* Verpflanzung 8 Monate nach der erlittenen schweren Verbrennung, die *zweite* 10 Tage später, die *dritte* 40 Tage nach der ersten Operation. Bei der ersten Transplantation wurde von beiden Eltern Haut entnommen, bei der zweiten vom Vater und bei der dritten von der Mutter. Nach 5 Monaten wurde eine *Probe-Excision* vorgenommen, welche die für die Homo-Transplantation typische hyaline Umwandlung des Corium-Bindegewebes zeigte. Die Lappen erwiesen sich noch 2 Jahre später als angeheilt.

Auf Grund dieser genauen Angaben, vor allem der histologischen Untersuchung und der langen Beobachtungszeit, dürfen wir diesen Fall wohl auch als *geglückte Homo-Transplantation* bezeichnen, auch wenn die oben geforderten Kriterien (Haarfarbe, Teint, Beschaffenheit der Poren) hier fehlen.

5. Der Mechanismus der Abwehrreaktion

Die Auflösung des Homo-Transplantates erfolgt erst nach einer gewissen Zeit, d.h. nach vorübergehender Anheilung. Diese *latente Periode* ist das hervorstechendste Merkmal im Verhalten homoplastischer Hauttransplantate. Es gibt uns zugleich einen wichtigen Anhaltspunkt für das Studium der Ursachen der Nichtanheilung. Offenbar sind es nicht von vornherein gegebene und von Anfang an vorhandene Faktoren, die zur schließlichen Auflösung des Lappens führen, sondern es spricht alles dafür, daß durch die Aufpflanzung ein Mechanismus in Gang gebracht wird, der Abwehrkörper in irgendeiner Form hervorbringt, die ein definitives Fußfassen des Lappens verunmöglichen.

Aus dieser Erkenntnis heraus kann die Frage der *Blutgruppen* schon von vornherein keine direkte Bedeutung haben. Es ist bekanntlich mehrfach gefordert worden, Haut nur von blutgruppengleichen Spendern zu entnehmen. Demgegenüber ist festzustellen, daß bisher überhaupt keine Anhaltspunkte vorliegen, die den Blutgruppen irgendeine Rolle zuerkennen könnten. Der bisher sicherste Fall von Anheilung, nämlich der von Wolf mitgeteilte, weist weder Gruppengleichheit noch Gruppenkompatibilität auf: Der Spender gehörte der Gruppe A an, der Empfänger der Gruppe 0. Würde die Inkompatibilität der Blutgruppen eine Rolle spielen, so sollte logischerweise eine Sofort-Reaktion erwartet werden, was aber bei der Haut-Homo-Transplantation ausgesprochen *nicht* der Fall ist, denn die provisorische Anheilung während der latenten Periode ist *keine scheinbare*, sondern eine histologisch erwiesene, wenn auch nicht *dauerhafte* Anheilung.

Es wurde der Einwand erhoben, daß die Verschiedenheit der Blutgruppen erst in Erscheinung treten könne, sobald die Blutgefäße des Wirtes mit jenen des Pfröpflings in Verbindung getreten sind. Aus den histologischen Studien der Anheilung wissen wir jedoch (s. Kapitel „Histologische Vorgänge bei der Anheilung"), daß dieser Kontakt schon in den ersten Tagen stattfindet, denn es konnten *durchgehende Gefäßverbindungen schon am 3. Tage* nach der Aufpflanzung nachgewiesen werden. Damit fällt dieser Einwand dahin.

Bedeutendere Nachforschungen erstreckten sich auf andere Gebiete: So nahm eine Gruppe von Forschern die *Individualität der Gewebe* zum Ausgangspunkt, indem gewissermaßen „*Gewebsgruppen*" unterschieden wurden. Diese

Theorie fußt auf der Annahme, daß die Reaktion des Empfängers auf einer *lokalen Gewebsreaktion* beruhe, deren Ursache in genetisch-individuellen Unterschieden zwischen Gast- und Wirtsgewebe zu suchen sei.

Der Hauptvertreter dieser Theorie, Loeb [204], versuchte zwischen 2 Typen von Individualität zu unterscheiden: Der *erstere* als *Mosaik-Typus* bezeichnete, soll die Summe der einzelnen Organ- und Gewebs-Charakteristika umfassen, welche die Struktur, den Grundumsatz, die physische und psychische Aktivität usw. einbezieht. Diese multiplen Eigenheiten sollen zu einem Mosaik zusammengefaßt sein, welches das Individuum kennzeichnet.

Der *zweite Typus* wird charakterisiert durch die Gegenwart eines chemischen Faktors, nämlich des *Individualitätsfaktors* („individuallity differential"), welcher den verschiedenen Organen und Geweben eigen sei und sich von demjenigen aller anderen Individuen unterscheide. Dieser Faktor betone die Eigenheit des Individuums und sei in allen wichtigen Teilen desselben vorhanden.

Diese Individualitätsfaktoren sollen an die Gene gebunden und somit vererbbar sein. Nach Annahme der Vertreter dieser Theorie sollen sämtliche Gene eines Individuums an der Bildung der Gewebsindividualität beteiligt sein. Bei der Homo-Transplantation wäre es somit das Aufeinandertreffen der verschiedenen Komplexe von Individualitätsfaktoren — einerseits des Transplantates, andererseits des Wirtes —, welches die Abwehrreaktion auslöst und somit zur Loslösung des Lappens führt. Als Ausdruck dieser Abwehrreaktion fand Loeb *massenweises Auftreten von Lymphocyten* und ferner die schon oben beschriebenen Veränderungen des *Bindegewebes* und der *Blutgefäße*. Loeb sprach ferner von *„Homo-Toxinen"* des Wirtes, die das Transplantat angreifen.

Was die *chemische Natur* dieser Individualitätsfaktoren betrifft, so kann auch der Autor selbst nichts anderes aussagen, als daß sie irgendwie an die individuumsspezifischen Eiweißstrukturen gebunden sind.

In der Folge wurden dann die inzwischen in der Immunologie und Serologie entwickelten Gesichtspunkte auf die Transplantationslehre übertragen, was zur *Hypothese der erworbenen Immunität* führte. Nach dieser ist anzunehmen, daß *Antigene* des Transplantates eine *Antikörperbildung* im Wirtsgewebe auslösen. Nach einer latenten Periode kommt es zu einer Abwehrreaktion des Wirtsgewebes, durch welche das Transplantat zerstört wird*. Auch Loeb räumte diesen Immunitätsreaktionen eine gewisse Bedeutung ein, obwohl seine Theorie sich im wesentlichen auf die Individualitätsfaktoren stützt.

Schöne dagegen vertrat schon 1912 die Auffassung, daß bei der Abstoßung von Fremdtransplantaten immunologische Vorgänge im Spiele seien.

Die grundlegenden Arbeiten auf diesem Gebiete stammen von P. B. Medawar aus den Jahren 1942—1945 [210—212]. Eine Großzahl von Forschern war am weiteren Ausbau der Kenntnisse beteiligt. Es würde weit über den Rahmen dieses Buches hinausführen, auch nur auf die wichtigsten Forschungsergebnisse einzugehen, die sich im Laufe der letzten 25 Jahre auf diesem Gebiete angehäuft haben. Es sollen daher nur einige grundlegende Daten hervorgehoben werden, die für das Verständnis einiger Zusammenhänge notwendig sind und vor allem für die klinischen Belange wegleitend sein können.

Es wird heute allgemein angenommen, daß die Abstoßung homologer Gewebstransplantate auf *aktive immunologische Vorgänge von seiten des Wirtes* zurückzuführen ist. Im Mittelpunkt des Geschehens steht die Tatsache, daß

---

* Schoene (zit. nach Loeb) soll Anhaltspunkte zur Stützung dieser Theorie geliefert haben: Er zeigte nämlich an Tierexperimenten, daß homoplastisch implantierte Tumoren erst nach einer latenten Periode abgestoßen wurden und deutete dieselbe als Ausbildungszeit für die Antikörper.

die Abstoßung nicht *sofort*, sondern nach Ablauf einer latenten Zeit von 2—3 Wochen erfolgt. Ferner: Die Abwehr einer Ersttransplantation löst im Wirt eine generalisierte Hypersensibilität gegen weitere Haut-Homotransplantationen aus, *sofern diese vom selben Spender stammen*: Statt nach 2—3 Wochen kommt es schon nach 8 Tagen zur Abstoßung, die mit stürmischen Erscheinungen einhergeht.

Die Art der Reaktion auf wiederholte Homo-Transplantationen (vom selben Spender) ist jedoch abhängig vom Zeitintervall, das verstreicht zwischen der Abwehrreaktion auf die Erstverpflanzung und dem Zeitpunkt der Zweitverpflanzung.

Um dies genauer zu illustrieren, mögen die folgenden Ausführungen dienen die sich im wesentlichen an die Darstellung Rapaports (in „Human Transplantation" von F. T. Rapaport und J. Dausset) [220] anschließen:

Eine Zweittransplantation innerhalb *einer* Woche nach Abstoßung einer Ersttransplantation (vom selben Spender stammend), löst eine sog. *white graft reaction* aus (Rapaport und Converse, 1958) [232]. Die Reaktion ist gekennzeichnet durch eine pergamentartig weiße Blässe des Setzlings, der anscheinend völlig *un*vascularisiert bleibt und sich allmählich in einen lohfarbenen (gelbbraunen) Schorf umwandelt.

Erfolgt die Zweittransplantation (vom selben Spender) dagegen mehr als 12 Tage nach der Abstoßung der Ersttransplantation, so erfolgt die Abstoßung *beschleunigt*. Das Transplantat zeigt zwar klinisch zunächst alle Zeichen der Anheilung. Gegen den 4.—5. Tag jedoch wird der Pfröpfling plötzlich cyanotisch und von einem erythematösen und ödematösen Hof umgeben. Histologisch ist diese Phase von Gefäßschwund, Thrombosen und perivasculären Blutungen gekennzeichnet. Gegen den 7. und 8. Tag wandelt sich der Setzling in einen schwarzen Schorf um. Diese Reaktion wird als *beschleunigter Abwehrtypus* bezeichnet (Rapaport und Converse, 1957).

Wird das Intervall zwischen der Abstoßung der Ersttransplantation und dem Ansetzen der Zweittransplantation schließlich auf 80 Tage ausgedehnt, so verhält sich die Zweittransplantation wieder wie eine Ersttransplantation (Rapaport und Converse, 1958).

In der Folge seien noch einige Forschungsergebnisse Medawars aus der umfangreichen Literatur hervorgehoben, die u. U. für die Klinik von Bedeutung sein könnten:

1. Das „*dosage phenomenon*" (Medawar). Es besagt, daß die Abwehrreaktion um so stärker ist, je mehr Haut verpflanzt wurde. Damit im Zusammenhang machte Medawar die Feststellung, daß Homo-Transplantate, welche die *ganze* Wundfläche bis satt an den Rand decken, sich länger halten als gleichgroße Lappen, die eine Wunde nur *teilweise* decken. Dies hänge damit zusammen, daß die letzteren durch Proliferation am Rande ihre „Initialdosis" vermehren und somit die Abwehrvorgänge steigern. Er fordert daraus für die Praxis, die Wunden wo immer möglich völlig, d. h. bis dicht an die Ränder zu decken.

2. *Die intradermale Injektion von fremden homologen Leukocyten verleiht eine typische Immunität gegenüber später vom Leukocytenspender her transplantierter Haut.* Dies hängt damit zusammen, daß der Antigen-Charakter für eine Gewebsart nicht immer streng spezifisch ist, vielmehr können mehrere Gewebsarten oder Gewebselemente durch ein und dasselbe Antigen gekoppelt sein („shared in common"). Eine solche Koppelung besteht zwischen Haut und Leukocyten. Um den Effekt der Zweitverpflanzung auszulösen, kann — wie oben erwähnt— die Erstverpflanzung durch eine intradermale Injektion von Leukocyten ersetzt werden (Medawar [211]). Eine darauffolgende Hauttransplantation (vom selben Spender) würde in typischer, d.h. beschleunigter Weise als Zweitverpflanzung abgestoßen.

Auf Grund dieser Ergebnisse rät Medawar davon ab, Homo-Transplantationen auszuführen bei Patienten, die zuvor vom selben Spender Vollblut-Transfusionen mit lebenden Leukocyten erhalten haben, da diese eine immunisatorische Abwehrreaktion gegen die transplantierte Haut auslösen könnten. In diesem Zusammenhang ist jedoch darauf aufmerksam zu machen, daß beim zweiten der oben beschriebenen Fälle von geglückter Homo-Transplantation zuvor Vollblut-Transfusionen von den Hautspendern (Eltern) ausgeführt wurden.

Die Erklärung dieser scheinbaren Unstimmigkeit liegt wohl darin, daß die immunisierende Wirkung der *intravenös* einverleibten weißen Blutkörperchen zu gering ist! Um eine immunisierende Wirkung zu erzielen, müßten die Leukocyten wohl in *größerer Menge* oder aber *intradermal* injiziert werden.

Was die Abwehrreaktion an sich betrifft, so stößt die Erklärung ihres genauen Mechanismus immer noch auf erhebliche Schwierigkeiten: Gemeint sind die Vorgänge, beginnend mit der Aufnahme der Antigene aus dem Transplantat bis zur Zerstörung desselben. Was die Art der Abwehrreaktion dagegen betrifft, so bestehen zwingende Gründe zur Annahme, daß sie durch Vorgänge vermittelt wird, die dem sog. *verzögerten,* bzw. *Tuberkulin-Reaktionstyp* angehören (Lawrence, 1957).

Nach Ramseier [218] steht hier im Gegensatz zu den klassischen Immunprozessen eine ausgesprochen *celluläre Immunität* im Vordergrund. Ob auch Serum-Antikörperreaktionen im Spiele stehen, ist noch unklar und fraglich, wird aber von verschiedenen Autoren angenommen (Simonsen, 1953; Amos et al., 1954; Clarkson und Gorer, 1956; Kretschmer u. Peréz, 1961; Stetson, 1963)*.

Im *histologischen Bilde* sticht während der entzündlichen Phase eine starke Lymphocyteninfiltration des Wirtsgewebes hervor, die in das Transplantat eindringt. Diese konnten T. Gibson und P. B. Medawar 1942 bei der Homo-Transplantation von „pinch grafts" (Reverdin-Läppchen) auf *granulierende* Wunde am Menschen nachweisen [195]. Verfasser konnte einige Jahre später

---

* Alle zit. nach Rapaport (in Converse: Reconstructive Plastic Surgery). Philadelphia u. London: Saunders 1964.

(1946—1948) diese Befunde bestätigen und zwar bei der Homo-Transplantation von Spalthautlappen auf *frische* Wunden (am Menschen), wo sich wegen des Fehlens der bei der granulierenden Wunde störenden chronisch entzündlichen Infiltration, die Lymphocyteninfiltration besonders rein zur Darstellung bringen ließ.

Schließlich sei noch hervorgehoben, daß die Individualität *genetisch* verankert ist. Dies erklärt auch die Tatsache, daß Homo-Transplantationen zwischen Verwandten durch längere Haftdauer gekennzeichnet sind. In der Tat handelte es sich bei den bisher geglückten endgültigen Anheilungen (s. S. 91 ff.) beide Male um Überpflanzungen von den Eltern auf das Kind. Maximale Annäherung im Verwandtschaftsgrad ist bei den eineiigen Zwillingen gegeben, bei denen tatsächlich jede homoplastische Überpflanzung anstandslos gelingt (K. H. Bauer [171]). Allerdings handelt es sich hierbei genotypisch nicht mehr um *Homo-*, sondern um *Auto*-Transplantation, denn eineiige Zwillinge sind gewissermaßen als Hälften ein und desselben Individuums aufzufassen. Die Bezeichnung „Homo-Transplantation" ist hier lediglich phänotypisch gerechtfertigt.

6. Versuche, die Körperabwehr zu hemmen

Ausgehend von der Annahme, daß sich nach Aufpflanzung des Homo-Transplantates im Körper des Wirtes eine Überempfindlichkeit bzw. Abwehr gegen das Transplantat ausbildet, wurden die verschiedensten Versuche unternommen, diese Abwehr herabzumindern oder gar auszuschalten. Es ist in der Tat ein naheliegender Analogieschluß, daß überall dort, wo Überempfindlichkeiten auftreten, diese durch desensibilisierende Maßnahmen gedämpft werden können. So hatte man beispielsweise die Bekämpfung der anaphylaktischen Serum-Erscheinungen durch wiederholte geringdosige Injektionen vor Augen. Analog dazu spritzte man vor der Homo-Transplantation dem Empfänger Hautextrakte, Hautautolysate, Blutplasma oder Blutserum des Spenders ein und untersuchte, welche Dosen und Zeitabstände die besten Ergebnisse zeitigten. Keiner dieser Versuche führte zu positiven Resultaten. Eine Verlängerung der Haftdauer oder sonstige Zeichen einer herabgeminderten Abwehrreaktion konnten *nicht* beobachtet werden. Man fand im Gegenteil, daß alle derartigen Versuche statt zu einer Desensibilisierung, *zu einer Sensibilisierung führten*. Diese Erfahrungen am Menschen decken sich mit den von Medawar am Kaninchen erhobenen Befunden (s. weiter oben!).

Nach Scheitern dieser Versuche lag es nahe, zu untersuchen, ob die Unterdrückung der Funktionen des RES (Reticuloendothelialen Systems) zu einer Ausschaltung der Abwehrreaktionen führt. Eine Blockade des RES läßt sich tatsächlich erreichen und zwar durch *Vitalspeicherung*. In Anlehnung an die Versuche Schittenhelms und Erhardts, denen es gelang, den anaphylaktischen

Schock durch Vitalspeicherung zu verhindern, haben Tammann u. Patrikalakis [226] zunächst Versuche mit Trypanblau angestellt und später mit Elektro-Kollargol, das sich als wirksamer und dauerhafter erwies. Das kolloidale Metall wurde den Versuchstieren (weiße Mäuse) unter die Bauchhaut injiziert. Die Versuche bewiesen die Richtigkeit der ihr zugrunde liegenden Idee: *Die Blockade des RES führte tatsächlich zu einer erheblichen Dämpfung der Abwehrvorgänge*, indem die Haftdauer verlängert werden konnte, d.h. die homoplastischen Hautlappen blieben für lange Zeit eingeheilt. Daß keine Dauerwirkung erzielt werden konnte, kann bei der außerordentlichen Fähigkeit des RES zur kompensatorischen Hypertrophie nicht weiter verwundern. Aus denselben Überlegungen heraus hat Rohde homoplastische Hautverpflanzungen bei Kaninchen, Hunden, Katzen und Meerschweinchen nach *Milzexstirpation* durchgeführt, jedoch ohne Erfolg.

Rabinovici [217] versuchte bei Mäusen, durch *Röntgenbestrahlung* das RES zu schädigen*. Die Beeinflussung der Abwehrvorgänge wurde tatsächlich durch einen starken Lymphocytenabfall nachgewiesen. Trotzdem konnte er keine günstige Auswirkung auf die Homo-Transplantation beobachten.

Weitere Versuche, die Abwehrvorgänge des Wirtsgewebes zu unterbinden, wurden mit *ACTH* und *Cortison* angestellt. So haben Billingham, Krohn u. Medawar [175] durch *Cortison* die Haftdauer bei Tieren erheblich (um das Vierfache) *verlängern* können. In Fällen, bei denen schon eine Homo-Transplantation vom selben Spender vorausgegangen war, konnte hingegen keine deutliche Verlängerung der Haftdauer erzielt werden. Dies bedeutet, daß das Cortison wirkungslos bleibt, sobald einmal die Antikörperbildung bzw. die Immunität voll ausgebildet ist.

Abgesehen von diesen Unzulänglichkeiten beraubt das Cortison den Körper seiner wirksamen Waffe zur Abwehr gegen bakterielle Infektionen. Auch schwere Schäden des hämatopoetischen Systems sind in gewissen Fällen zu befürchten.

In neuerer Zeit ist für die Organverpflanzung eine Reihe immunosuppressiver Drogen bereitgestellt worden, wie 6-Mercaptopurin, Amethopterin u.a. Für die Homo-Transplantation der *Haut* jedenfalls haben sie die Lösung des Problems nicht gebracht.

Mit allen heute bekannten Mitteln wird notwendigerweise zu sehr in die Breite gestreut, statt gezielt vorzugehen. Dies hängt damit zusammen, daß es bis heute nicht gelungen ist, das (oder die) wirksame(n) Antigen(e) genauer definieren zu können.

In Erkenntnis dieser Tatsache ist versucht worden, gegen die Träger der Immunreaktion, d.h. gegen die Lymphocyten des Empfängerorganismus, vorzugehen, und zwar durch die Verwendung eines *Antilymphocytenserums*. Dieses

---

* Von verschiedener Seite wurden *Milzbestrahlungen* durchgeführt, die jedoch ohne Erfolg blieben, wie dies ja zu erwarten war, nachdem schon die Milzexstirpation zu keinem positiven Ergebnis geführt hatte.

läßt sich durch Immunisierung einer Tierspecies mit den Lymphocyten einer anderen gewinnen. Obwohl bei der Organtransplantation zur Anwendung gebracht, hat es für die Haut-Homotransplantation einstweilen noch keine Bedeutung erlangt.

Es gibt auch pathologische Zustände, unter denen das Immunsystem des Empfängers defekt ist, so z.B. bei der *Agammaglobulinämie*. Hier sehen wir eine Verlängerung der Überlebensdauer homologer Hauttransplantate. Ähnliche Bedingungen scheinen übrigens bei Hodgkin, Lymphogranulom, Urämie, in vorgerückten Krebsstadien, sowie bei schweren Verbrennungen vorzuliegen.

Wird schließlich das Immunsystem des Empfängers völlig unterdrückt, so kann es zu schweren Reaktionen des Transplantates gegen den Empfänger kommen, und zwar dadurch, daß Zellen der lymphatischen Reihe aus dem Transplantat in die lymphatischen Organe des Wirtsorganismus einwandern. Es kommt dann zur sog. *Anti-Wirt-Reaktion* („graft versus host reaction"), im Tierexperiment auch „Runtkrankheit" genannt.

7. Klinische Verwendungsmöglichkeiten

Da Haut-Homo-Transplantate sich nicht zu einer definitiven Anheilung bringen lassen, so kann man sich fragen, ob überhaupt eine klinische Verwendungsmöglichkeit vorhanden ist. Die Erfahrung hat jedoch gezeigt, daß auch die *vorübergehende* Anheilung von Nutzen sein kann. Überall, wo es gilt, offene Wunden in geschlossene zu verwandeln, kann man bei Mangel autoplastischen Materials zur Homo-Transplantation greifen.

Zu den Hauptindikationen gehören die *Verbrennungen*, und zwar vor allem die *schweren* Formen. Die Ausgedehntheit des Hautverlustes kann eine direkte vitale Gefahr bedeuten, zumal der Patient selbst meist nicht in der Lage ist, *auto*plastisches Hautmaterial zu liefern. In solchen Fällen kann die Homo-Transplantation lebensrettend wirken. Die vorübergehende Anheilung schützt den Patienten vor dem dauernden, mit der Sekretion einer offenen Wunde verbundenen Säfteverlust und dämmt den Entzündungsprozeß ein. In Nutznießung dieser Vorteile gelingt es dem Kranken, über die schwierigste Zeit hinwegzukommen. Im allgemeinen verwendet man *dünne*, also eigentliche Thiersch-Lappen, da diese am leichtesten Fuß fassen. Nach Auflösung des homoplastischen Lappens kann man meist vom Patienten selbst Haut zur Deckung seiner Wunden heranziehen, da sich unterdessen der Allgemeinzustand gebessert hat.

Unter Umständen ist durch inzwischen erfolgte Regeneration der spätere Bedarf an Hautmaterial weit geringer als bei der ersten Sitzung.

Was die Technik der Homo-Transplantation betrifft, so gelten genau dieselben Grundsätze wie bei der Auto-Transplantation. Eine besonders sorgfältige Pflege des Wundgrundes ist natürlich wesentlich, damit der Lappen nicht vorzeitig einer Infektion zum Opfer fällt.

1966 haben Moncrief u. Mitarb. [231] eine neue Methode der Homo-Transplantation mitgeteilt. Danach wird das Homotransplantat von seinem Wundbett wieder abgezogen, bevor es zu Abstoßungserscheinungen kommt. Moncrief empfiehlt, daß dieses „stripping" der homologen Haut schon 4 bis 5 Tage nach der Aufpflanzung erfolge. Die dabei auftretende Blutung sei gering und durch feuchte Umschläge leicht unter Kontrolle zu bringen. Anschließend wird neuerdings Haut aufgepflanzt, wenn möglich *autoplastische*, andernfalls als Zwischenlösung nochmals homoplastische (nicht vom selben Spender!). Der Vorteil dieser Methode soll darin liegen, daß man den Patienten nicht den Fährnissen der Hautabstoßung aussetze, und zudem ergebe die provisorische Thierschung mit homologem Hautmaterial, neben der wohltuenden Wirkung auf den Allgemeinzustand, eine hervorragende Vorbereitung des Wundbettes für die definitive Überhäutung. Chambler und Pitchon [182] berichten über gute Erfolge mit dieser Methode. Auch am Surgical Research Unit at Brooke Army Medical Center soll die Methode seit einigen Jahren eingeführt sein.

Aus den bisherigen klinischen Erfahrungen, sowie z.T. auch aus den Ergebnissen der Tierversuche (besonders Medawars), ist bei der Ausführung von Homo-Transplantationen auf folgende Punkte zu achten:

1. Eine vorausgegangene Homo-Transplantation vom *selben* Spender verkürzt die Haftdauer ganz wesentlich und führt u.U. sogar zu einer überstürzten Abstoßung des Pfröpflings.
2. Eine vorausgegangene Homo-Transplantation von einem andern Spender ändert an der Haftdauer nichts.
3. Eine vorausgegangene mißglückte *Auto*-Transplantation kürzt die Haftdauer nicht ab.
4. Je näher verwandt Spender und Empfänger sind, desto günstiger liegen die Verhältnisse. Bei den bisher geglückten endgültigen Anheilungen handelte es sich beide Male um Überpflanzungen von den Eltern auf das Kind. Maximale Annäherung im Verwandtschaftsgrad ist bei den *eineiigen Zwillingen* gegeben, bei denen tatsächlich jede Überpflanzung anstandslos gelingt.

Konservierung von Hautlappen

Die Haut-Konservierung hat für die *Auto*-Plastik nur beschränkte Bedeutung. Immerhin ergeben sich nach Transplantationen öfters Hautüberschüsse, die zweckmäßigerweise konserviert werden, damit im Falle einer Nichtanheilung dem Patienten nicht neuerliche Hautentnahmen zugemutet werden müssen. Zur vollen Bedeutung würde die Haut-Konservierung erst gelangen, falls das Problem der *Homo-Transplantation* gelöst würde. Es ließe sich so — analog der Blut- und Knochenbank — auch eine „*Hautbank*" anlegen, so daß bei Notfällen, vor allem bei Verbrennungen, jederzeit Haut zur Verfügung stünde. Trotzdem wird dem Ausbau der *Methoden zur Haut-Konservierung* seit Jahren große Aufmerksamkeit geschenkt, da ja auch die *vorübergehende* Anheilung des Homo-Transplantates — wie im Kapitel über Homo-Transplantation dargelegt — von Wert sein kann.

Bei den ersten Konservierungsversuchen ging man zunächst — wie durchaus verständlich — von der Auffassung aus, daß die Aufbewahrung am ehesten unter Bedingungen gelinge, die den natürlichen Lebensverhältnissen möglichst nahe kommen. Man benützte daher zur Konservierung physiologische Kochsalzlösung, Ringerlösung und Blutserum, das auf 37° gehalten wurde. Es zeigte sich in der Tat, daß die „vita propria" der menschlichen Epidermiszellen u. U. mehrere Tage erhalten bleibt. Jedenfalls zeigte sich innerhalb der ersten 24 bis 48 Std keine Beeinträchtigung der vitalen und plastischen Eigenschaften, und die Aufpflanzung ergab annähernd die gleichen Resultate wie bei Verwendung von frischer Haut. Mit zunehmender Konservierungsdauer jedoch wird das Anwachsen unsicherer, so daß mit den genannten Methoden keine längere Aufbewahrung (von wenigstens 2—3 Wochen) gelang. Auch der Zusatz von Nährstoffen zur Konservierungsflüssigkeit führte nicht zum Ziele.

Erst die Umstellung auf eine völlig neue Idee verhalf zum praktischen Erfolg: Diese fußt auf der Erkenntnis, daß der normale Zellstoffwechsel in einer Konservierungsflüssigkeit nicht aufrechterhalten werden kann. Es werden daher nicht körperähnliche Lebensbedingungen mit Aufrechterhaltung der normalen Stoffwechselvorgänge nachgeahmt, sondern vielmehr wird versucht, letztere soweit als möglich zu *unterdrücken* und die Zelle in einen Zustand von *vita minima* zu versetzen. Dies gelingt durch *Abkühlung der Gewebe*, wie sie heute auch für Blut- und Knochenkonservierung üblich ist. Als geeignetste Temperatur hat sich $+4°\,C$ erwiesen.

Bei maximaler Drosselung des Grundumsatzes tritt das Gewebe vom *manifesten* in einen Zustand *potentiellen* Lebens über. Das Studium der Verhältnisse stößt auf mannigfache Schwierigkeiten, denn das bloße Aussehen der Gewebe gibt, wie Carrel schon feststellte, keinerlei Aufschluß über seine dynamischen Eigenschaften: *Es gibt keinen morphologischen Trennungsstrich zwischen lebendem und totem Gewebe.*

J. P. Webster [227] und D. N. Mathews [206] zeigten schon in den 40er Jahren, daß frisch entnommene Haut bei $+4°$ C bis zu 3 Wochen gebrauchsfähig bleiben kann. Der Hautlappen wird mehrfach so zusammengefaltet, daß seine Wundflächen aufeinander zu liegen kommen. Das Ganze wird in Vaselingaze eingehüllt und schließlich in ein steriles Tuch verpackt. Nach Anbringung von Namen des Patienten und Datum der Entnahme wird das Päckchen in einen gewöhnlichen Kühlschrank gelegt.

Je früher das konservierte Hautstück zur Verwendung gelangt, desto besser das Resultat. So kann beispielsweise nach 8 Tagen mit normaler Anheilung gerechnet werden. Mit zunehmender Konservierungszeit wird die Sache allerdings unsicherer. Oft kann dann nicht mehr mit 100%iger Anheilung gerechnet werden. Immerhin ist die so konservierte Haut bis spätestens nach 3 Wochen noch verwendungsfähig.

Dies ist die einfachste Konservierungsmethode. Sie ist bis auf den heutigen Tag durchaus brauchbar geblieben.

Nach Allgöwer et al. (1952) [169] bewährt sich zur Hautkonservierung 10%iges Serum in Tyrodelösung. Für je 1 cm² Haut ist etwa 1 cm³ Serum-Tyrodelösung notwendig. Die Oberfläche der Aufbewahrungsflüssigkeit soll breit mit der darüberstehenden Luft Kontakt haben, um einen gewissen Gasaustausch zu ermöglichen. Die ebenfalls bei $+4°$ C aufbewahrte Haut soll noch nach 28 Tagen in der Gewebekultur zur Proliferation fähig sein.

Zahlreiche andere Konservierungsmethoden bei $+4°$ C, die alle eine approximative Lebensfähigkeit der Haut von 2—3 Wochen ergeben, sind in der Literatur beschrieben worden. Ihre Aufzählung und nähere Beschreibung erübrigt sich, da sie den obenstehenden einfachen Methoden nichts voraus haben.

Ein prinzipiell anderes Gebiet betreten wir mit der *Tiefkühlung.* Medawar* berichtete, daß Kaninchenhaut bis zu 500 Tagen bei —79° C überlebte, nachdem sie mit Glycerol behandelt wurde. Dieses verhindert bekanntlich das Gefrieren, das durch die Entstehung von Eiskristallen die Zellstrukturen zerstören würde.

Auch Tiefkühlung ohne Glycerolbehandlung wurde experimentell geprüft, und zwar durch Skoog*, der Haut bei —70° C bis zu 28 Wochen aufbewahrte. Nach dem Auftauen konnte verhältnismäßig konstanter O_2-Verbrauch durch die Bancroft-Warburg-Methode nachgewiesen werden.

Andere Wege ging Luyet*, der durch ultrarapide Abkühlung versuchte, die für die Zellstruktur deletäre Bildung von Eiskristallen zu umgehen. Die interessanten Versuche haben jedoch die Erwartungen nicht erfüllt.

---

* Zit. nach Brown und McDowell.

Die Lyophilisierung der Haut (Gefriertrocknung)

Als Analogie zur Hautlyophilisierung sei auf die Herstellung von Blutplasma-Trockenkonserven verwiesen, die eine der ältesten und erfolgreichsten Anwendungsgebiete der Gefriertrocknung ist. In analoger Weise läßt sich Haut lyophilisieren. Voraussetzung für Gefriertrocknung ist die Eigenschaft von Wasser unter 0° C aus dem festen unmittelbar in den dampfförmigen Aggregatzustand überzutreten, zu sublimieren.

Praktisch wird bei der Gefriertrocknung — wie der Name sagt — die Haut unter „Gefrierung" bzw. Tiefkühlung „trockengelegt". Die Abkühlung vollzieht sich unter Entzug des Wassers, das im Vakuum direkt sublimiert und abgesaugt wird. Der Wassergehalt beträgt schließlich nur noch 3—5%. Das Endprodukt sieht aus wie weißlicher Pappdeckel, ist hart und kann unter Abschluß in Vakuumflaschen bei Raumtemperatur aufbewahrt werden.

Vor Gebrauch wird die lyophilisierte Haut für etwa 30 min in physiologische NaCl-Lösung eingebracht, wodurch sie aufweicht und weitgehend wieder ihr ursprüngliches Aussehen annimmt.

Es kann jedoch bei der Lyophilisierung von Konservierung im eigentlichen Sinne nicht mehr die Rede sein: Was „konserviert" wird, ist nicht die *lebende* Haut, sondern ihr morphologisches Gerüst, das freilich nach dem Prozeß der Gefriertrocknung keine sekundären Umwandlungen (wie Fäulnis usw.) erleidet. Nach dem Vorhergesagten drängt sich die Frage auf, was lyophilisierte Haut zu nützen vermag. In der Literatur wird ihr vielfach der Wert eines „physiologischen Verbandes" beigemessen. Dies umschreibt aber ihre eigentliche Wirkungsweise zu wenig. Sie läßt sich nicht mit jener von homologer Haut vergleichen, die — wenn auch vorübergehend — einen wirklichen geweblichen Kontakt mit dem Wundgrund eingeht. Andererseits aber liegt sie auch nicht der Wunde lediglich passiv auf. Vielmehr stimuliert sie die körpereigenen regenerativen Kräfte und dient diesen gleichsam als Matrize. Dogo* spricht von pilotierender Wirkung: Das lyophilisierte Hautgerüst wirkt gewissermaßen als Lotse für die Hautregeneration, unter gleichzeitiger Lieferung von Aufbaustoffen.

Resultate mit lyophilisierter Haut

Weitaus die größte Erfahrung hat wohl die seit 1950 bestehende Gewebsbank des U.S. National Naval Medical Center, Bethesda, Maryland, später vor allem auch durch ihren Bedarf für den fernöstlichen Kriegsschauplatz.

Sell, Hyatt und Gresham [223] berichteten 1962, daß sie damals für 103 Schwerverbrannte über 300000 cm² lyophilisierte Haut benötigten, was ungefähr 3 m² Haut pro Patient ausmacht. Dieser riesige Bedarf erklärt sich

---

* Mündliche Mitteilung.

dadurch, daß lyophilisierte Haut, die im Mittel zwar ebenso lange wie homologe Haut auf der Wunde haftet, sich öfters vorzeitig ablöst. Nicht selten muß stellenweise alle 4—5 Tage neues Hautmaterial aufgesetzt werden. Auf Grund dieses großen Bedarfs versteht sich von selbst, daß nur Leichenhaut in Frage kommt.

Die Wirkung auf den Patienten wird als ausgesprochen günstig bezeichnet und jener der Haut-Homo-Transplantation annähernd gleichgesetzt. Wie letztere bedeute die Behandlung Schwerverbrannter mit lyophilisierter Haut einen ausgesprochenen Fortschritt. Fast stets sei ein Rückgang des Fiebers, der Schmerzen, sowie der lokalen Infektion beobachtet worden. Frühzeitige Bedeckung der Gelenksgegenden habe baldige Bewegungsübungen ermöglicht mit allen sich daraus ergebenden Vorteilen.

Nach neuesten Mitteilungen aus der „United States Navy Skin Bank" (Trier u. Sell [224]) lassen sich die bis heute gemachten Erfahrungen wie folgt zusammenfassen:

1. Die obengenannte Hautbank hat bisher lyophilisierte Haut für die Brandwunden von 300 Patienten geliefert.
2. Für 155 Patienten ließen sich die Daten zur Errechnung der Erfolgsquote eruieren. Unter Zugrundelegung der Mortalitätsberechnung von Bull und Fischer [178] ergab sich ein Lebensrettungsprozentsatz von 26%.
3. Lyophilisierte Haut ist ebenso wirksam wie konservierte homologe Haut, verhält sich analog der frischen Homotransplantate, bewirkt aber keinerlei Immunreaktion.

Die Antigenwirkung homologer, lyophilisierter Haut

Versuche an Mäusen ergaben keine nennenswerte „second set"-Reaktion. Sowohl Erst- als Zweitverpflanzungen hafteten im Mittel etwa 11 Tage. Unter klinischen Verhältnissen ist es übrigens höchst unwahrscheinlich, daß ein Patient zweimal *vom selben Spender stammende* lyophilisierte Haut aufgesetzt bekommt. Die Erfahrungen sind noch ungenügend, um weitgehende Schlüsse zu ziehen. Immerhin: Bei 4 Patienten, die zweimal *vom selben Spender* lyophilisierte Haut aufgesetzt bekamen, traten *keine* „second set"-Reaktionen auf. Nach neuesten Mitteilungen von Trier u. Sell [224] wurde bei einem Patienten 5mal lyophilisierte Haut aufgesetzt, ohne daß Sensibilisierungserscheinungen aufgetreten seien. Mit einer nennenswerten Antigen-Wirkung ist somit bei lyophilisierter Haut nicht zu rechnen.

Das Problem der Hautbank

Nach Besprechung der verschiedenen Konservierungsarten der Haut und ihrer Trockengefrierung ergeben sich von selbst die Möglichkeiten für die Anlegung einer Hautbank. Diese hat ja nur dann einen Sinn, wenn sie Hautmaterial für den Bedarfsfall in größeren Mengen bereitstellen kann. Dies bedeutet, daß von vornherein nur homologe, und zwar post mortem entnommene Haut in Frage kommt.

Für Zentren, die riesige Gebiete zu versorgen oder für Kriegs- und Katastrophenzeiten Hautmaterial bereitzustellen haben, lohnt sich zweifellos die Herstellung lyophilisierter Haut. Auf die damit zusammenhängenden rechtlichen Fragen soll in diesem Zusammenhang nicht eingegangen werden.

Für alle anderen großen wie mittleren Krankenhäuser, die mit Schwerverbrannten zu rechnen haben (denn nur für diese kommen Homo-Transplantationen und Hautbankmaterial in Frage), ergeben sich zwei Möglichkeiten:

Die homologe Haut wird im Bedarfsfalle von einem oder mehreren Spendern entnommen und frisch transplantiert. Handelt es sich um ein Kind, so vermag im allgemeinen die Mutter allein den Bedarf zu decken. Auch stellt sie sich gerne zur Verfügung und nimmt alle damit zusammenhängenden Unannehmlichkeiten mit in Kauf.

Anders liegen die Dinge für erwachsene Patienten, deren Hautbedarf größer ist und die somit zumeist auch mehrerer Spender bedürfen, soll die Sache überhaupt gerechtfertigt sein und einen Sinn haben. Man muß sich jedoch ernstlich fragen, ob man dieses Opfer Spendern zumuten darf, die dem Patienten mehr oder weniger fernstehen, wenn post mortem entnommene Haut weitgehend dieselben Dienste leistet. Sie verursacht dem toten Spender keine Schmerzen, keinen Zeitverlust und keinen Verdienstausfall. Die Leichenhaut wird innerhalb der ersten 2 Std nach dem Tode unter streng aseptischen Kautelen entnommen. Von der Leiche lassen sich zudem Hautmengen entnehmen, wie sie niemals von einem oder einigen lebenden Spendern zu bekommen wären.

Die unter den obengenannten Voraussetzungen entnommene Leichenhaut läßt sich konservieren, genauso wie es für *frische Haut vom Lebenden* von Webster und Mathews (s. S. 102) angegeben wurde. Daraus ergibt sich die zweite Möglichkeit, Hautmaterial bereitzustellen, und zwar durch die *Hautbank ad hoc:* Wird ein Schwerverbrannter ins Krankenhaus eingeliefert, so wird zu geeignetem Zeitpunkte bzw. bei nächster sich bietender Gelegenheit, Haut von einer Leiche entnommen und im Kühlschrank bei $+4°$ C aufbewahrt. Sobald die Wunden transplantationsbereit sind, was im allgemeinen kaum je vor der 3. Woche der Fall ist, so wird die Übertragung der konservierten Leichenhaut vorgenommen. Es ist selbstverständlich, daß die Entnahme von der Leiche möglichst nahe an den Zeitpunkt der Transplantation herangerückt wird. Der Idealfall wäre die Verwendung *frisch* entnommener Haut, denn je mehr sich die konservierte Haut der 3. Woche nähert, um so unsicherer wird ihr Fußfassen. Äußere Umstände jedoch treten oft gebieterisch dazwischen, so daß die

Hautentnahme eben dann erfolgt, wenn eine geeignete Leiche zur Verfügung steht.

Beim heutigen Stand der Dinge, wo eine ideale Langzeitkonservierung unter Beibehaltung der Hautvitalität noch nicht besteht, stellt die oben geschilderte Hautbank ad hoc die einfachste und zweckmäßigste Lösung dar. Für sie sprechen sich Brown und McDowell auf Grund langjähriger Erfahrung aus. Man benötigt dazu nichts, was nicht ohnehin in jedem Krankenhaus vorhanden ist.

Indikationen zur Hauttransplantation

I. Allgemeine Gesichtspunkte

Freie Hautverpflanzungen kommen überall dort in Frage, wo Epitheldefekte vorhanden sind, mit deren *spontanem Verschluß nicht gerechnet werden kann*, oder wo die spontane Überhäutung *zu lange* Zeit in Anspruch nehmen würde und schließlich in Fällen, bei denen die *Minderwertigkeit des spontan gebildeten Epithels* nicht in Kauf genommen werden kann. Denn, wie schon dargelegt, ist das vom Rande her regenerierte Epithel der überpflanzten Haut — auch wenn diese noch so dünn ist — bei weitem nicht ebenbürtig.

Bedingung ist, daß kein *Weichteil*ersatz unter der Haut benötigt werde, denn wo dies der Fall ist, da tritt der *gestielte* Lappen in sein Recht.

Die Wahl der im einzelnen Falle angezeigten Verpflanzungsart und der geeigneten Lappen*dicke* setzt jedoch die genaue Kenntnis der im folgenden zusammengefaßten Punkte voraus:

Vor- und Nachteile der verschiedenen Lappen

Wegleitend ist schon die erwähnte Tatsache, daß *ein Hautlappen um so leichter zur Anheilung zu bringen ist, je dünner er ist*, oder besser gesagt, *je dünner die ihm anhaftende Lederhautschicht ist*. Dementsprechend sind der dünne Thiersch- sowie der Reverdin-Lappen die anspruchslosesten, während die Lappen aus *ganzer* Hautdicke die heikelsten sind und ihre Anheilung nur gelingt, wo optimale Verhältnisse des Empfangsbodens vorliegen. Diametral entgegengesetzt zur Vitalität bzw. Anheilungstendenz des Lappens verhält es sich mit dem *funktionellen und kosmetischen Endresultat: Dieses ist um so besser, je dicker der Lappen ist*, oder, besser gesagt, je mehr er sämtliche Schichten der Haut umfaßt.

Dementsprechend werden Wunden, die nicht über ein gewisses Maß hinaus „sauber" zu bekommen sind, wo also eine gewisse Sekretion hartnäckig weiterbesteht, am besten mit Reverdin- oder ausgesprochen *dünnen* Spalthautlappen gedeckt, sofern es nicht möglich war, durch Ausschneidung der Wunde oder Abschabung der Granulationen neue und bessere Ausgangsbedingungen zu schaffen. Je besser jedoch die Wundvorbehandlung gelingt, desto eher dürfen dickere Lappen verwendet werden.

Durch die moderne antibakterielle Behandlung allerdings haben die Indikationen für die Verwendung der verschiedenen Lappen erhebliche Verände-

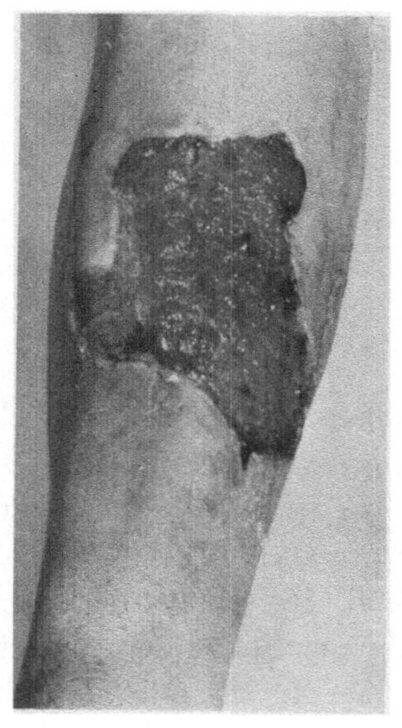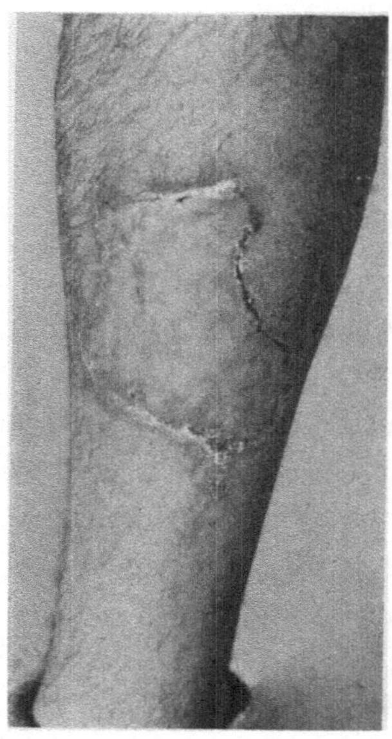

a b

Abb. 34. a Granulierende Wunde über dem Schienbein (Unfallfolge). b Nach Anheilung eines „Dreiviertellappens"

rungen erfahren. Während früher beispielsweise wegen der Schwierigkeit, granulierende Wunden genügend sauber zu bekommen, häufig zur Reverdin-Plastik Zuflucht genommen wurde, kommt es heute bei sachgemäßer Wundbehandlung kaum mehr vor, daß man nicht eine Flächenlappen-Plastik mit einem Spalthautlappen von geeigneter Dicke vornehmen könnte. Denn es besteht ja kein Zweifel, daß letzterer ungleich schönere und bessere Resultate liefert als die Reverdin- oder Davis-Plastik. Für die Vollhautplastik ist weitgehende Keimfreiheit der Wunde oder besser gesagt, das Fehlen jeder eitrigen Sekretion allerdings Voraussetzung. Vor Einführung der Antibiotica schieden daher für granulierende Wunden Lappen aus totaler Hautdicke meist von vornherein aus. Heute dagegen gelingt es, durch eine gezielte antibakterielle Behandlung auch Vollhautlappen auf Granulationswunden zur Anheilung zu bringen.

Wenn wir soeben behaupteten, daß die Qualität des Transplantates mit dessen Dicke zunimmt, so gilt dies nur mit der folgenden wichtigen Einschränkung: Der dicke Spalthautlappen (sog. *Dreiviertellappen*) ist nämlich in verschiedener Hinsicht dem Lappen aus *totaler* Hautdicke vorzuziehen. Im Resultat steht er dem letzteren keineswegs nach. Es hat sich daher die Anzeige zur Verwendung totaler Hautlappen etwas verschoben, und zwar in der Weise, daß für viele Fälle der *Dreiviertellappen* an die Stelle des Vollhautlappens getreten ist. Der erstere nämlich vereinigt in sich die Vorteile beider und ermöglicht zudem eine *spontane* Epithelisierung der Entnahmewunde, während beim eigentlichen Lawson-Wolfe-Krause-Lappen die entstandene Wunde operativ verschlossen werden muß oder durch dicke Spalthautlappen zu decken ist.

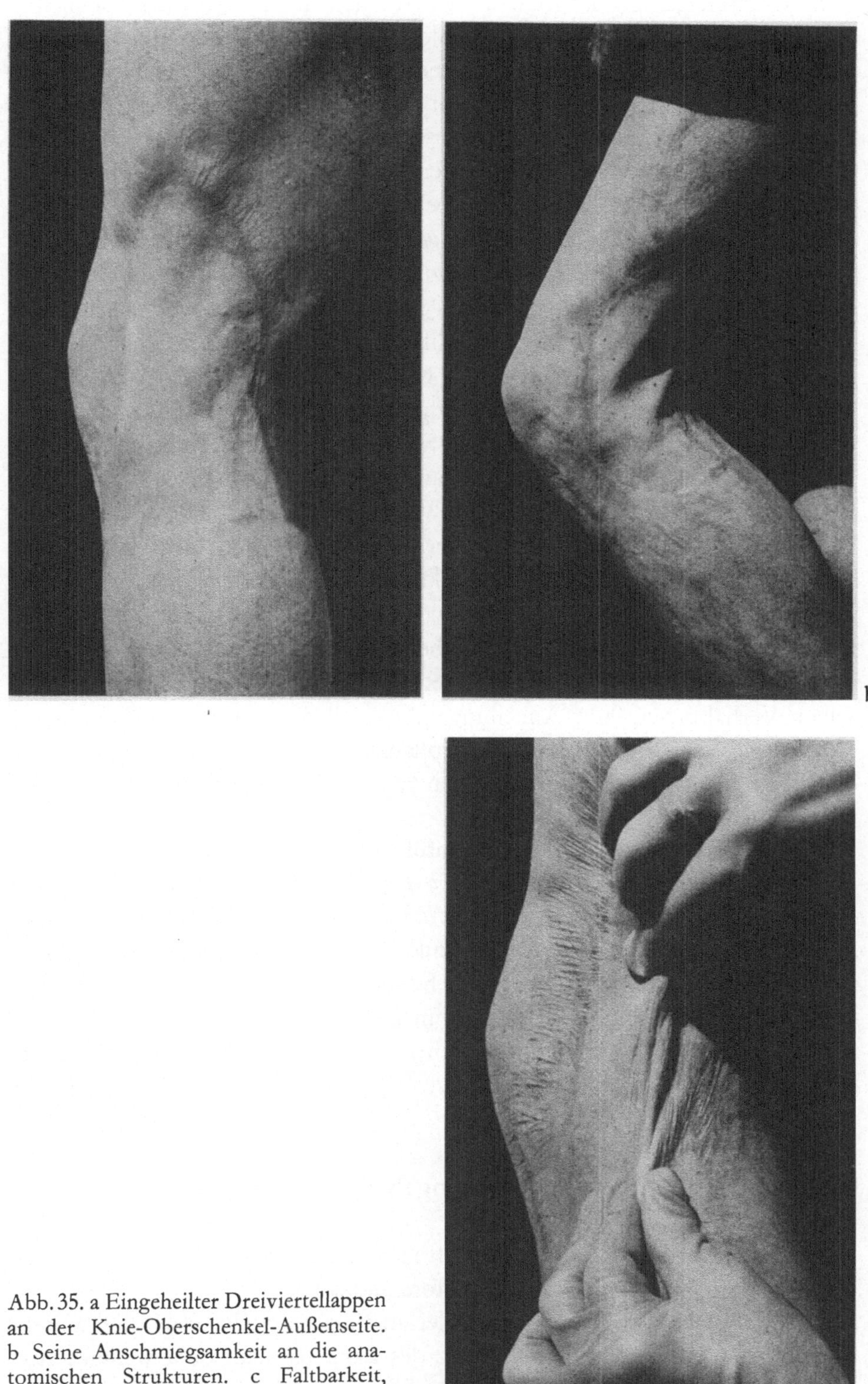

Abb. 35. a Eingeheilter Dreiviertellappen an der Knie-Oberschenkel-Außenseite. b Seine Anschmiegsamkeit an die anatomischen Strukturen. c Faltbarkeit, Elastizität und Fehlen jeglicher Narbenkontraktur

Eine Überthierschung ist freilich auch für den dicken Spalthautlappen notwendig, will man unschöne Narbenbildung vermeiden. Hier jedoch genügen *dünne* Thiersch-Lappen. Wenn man ferner berücksichtigt, daß die lästigen *Talg*ansammlungen aus Drüsenresten beim Dreiviertellappen kaum zu befürchten sind und daß außerdem kleine Nekrosenherde, wie sie beim Lawson-Wolfe-Krause-Lappen in erheblichem Prozentsatz vorkommen, beim Dreiviertellappen selten sind, so kann füglich behauptet werden, daß unter den freien Hautverpflanzungen der *Dreiviertellappen* wohl die *besten* Resultate ergibt.

Einen Vollhautlappen einwandfrei zur Anheilung zu bringen, ist auch heute noch viel heikler, als allgemein zugegeben wird. Die Abhandlungen in den Lehrbüchern muten an, als ob die Vollhautplastik das Einfachste der Welt sei und bei richtiger Technik mit einem vollkommenen Resultat sozusagen mit Sicherheit zu rechnen wäre. Earl C. Padgett [120/21] war ehrlich genug, einmal den wahren Sachverhalt darzustellen. Selbst unter seinen erfahrenen Händen führte die „Wolfe-Plastik" bei Aufpflanzung auf *frisch* ausgeschnittene, aseptische Wunden, also unter günstigsten Voraussetzungen, zu 20% Fehlschlägen (Nichtanheilungen). Bei 40—50% der Fälle traten größere Nekrosen und Blasenbildungen auf, welche den funktionellen und kosmetischen Wert der Plastik in Frage stellten. Auf unebenem Wundgrunde wie Axilla, Nacken usw. ist eine Vollhautplastik vollends unsicher.

Demgegenüber beobachtete Padgett beim Dreiviertellappen unter denselben Verhältnissen 96% Anheilungen. Aus all diesen Gründen kommt die Vollhautplastik nur für *kleine* Hautverpflanzungen in Frage, währenddem der dicke Spalthaut- bzw. Dreiviertellappen flächenmäßig keinen Beschränkungen unterworfen ist.

Dieser letztere verdankt seine Einführung dem Padgett-Dermatom. *Die einfache Gewinnung dieses Lappens mit jedem Trommeldermatom hat im Verein mit den oben aufgezählten Vorteilen den eigentlichen Lawson-Wolfe-Krause-Lappen weitgehend verdrängt.* Für einige wenige Sonderfälle bleibt allerdings die Vollhautplastik in ihrer ursprünglichen Form bestehen. Ein Standardbeispiel hierfür ist der hinter der Ohrmuschel entnommene Lappen zum Ersatz des unteren Augenlides. Für kleinere Hautplastiken im Gesicht eignet sich ein Vollhautlappen aus der Supraclaviculargrube.

Die sekundäre Schrumpfung der eingeheilten Hautlappen

Jeder verpflanzte Hautlappen schrumpft nach der Einheilung. *Das Ausmaß der Schrumpfung* ist von verschiedenen Faktoren abhängig:
1. *Faktoren des Wundgrundes:* Je nach der anatomischen Unterlage der Wunde kann sich die Schrumpfungstendenz des Lappens mehr oder weniger auswirken. Über dem *Schädeldach* oder der *Tibiavorderfläche* ist eine Schrumpfung nur sehr beschränkt möglich. Anders im Gesicht und am Halse, wo wegen

der Elastizität der anatomischen Strukturen Schrumpfungen bis zu 70% der verpflanzten Hautoberfläche möglich sind.

Ferner besteht ein Unterschied zwischen *frischen* und *granulierenden* Wunden. Die ersteren neigen weniger zu Schrumpfungsprozessen als die letzteren: Das Granulationsgewebe wandelt sich unter dem aufgepflanzten Lappen in Narbengewebe um. Je dicker die granulierende Schicht bei der Aufpflanzung und je heftiger die Entzündungserscheinungen waren, desto stärker wird die Narbenbildung und desto erheblicher somit auch die Schrumpfung sein.

2. *Faktoren des Transplantates :* Hier besteht eine Abhängigkeit von der *Dicke* des Lappens: *Dünne Lappen schrumpfen stärker als dicke.* Je mehr *Coriumschicht* das Hauttransplantat in sich schließt, desto geringer wird die Schrumpfung sein.

Bei *dünnen* Lappen (Thiersch-Lappen im engeren Sinne), die auf frisch excidierte aseptische Wunden verpflanzt wurden, fand E. C. Padgett [120] eine durchschnittliche Schrumpfung von 37%. Auf granulierenden Wunden kann sie demnach noch erheblich größer sein. Beim Vollhautlappen beträgt unter gleichen Verhältnissen die durchschnittliche Schrumpfung 17%, beim dicken Spalthautlappen noch weniger.

Nach der obigen Regel, wonach die Schrumpfung umgekehrt proportional der Lappendicke ist, sollte der *Dreiviertellappen* etwas mehr schrumpfen als der Vollhautlappen. Er schrumpft aber *weniger.* Die Erklärung liegt darin, daß der Vollhautlappen zu kleineren und größeren Nekrosen- und Blasenbildungen neigt, die dann ihrerseits wieder zu Narbenbildungen und konsekutiven Schrumpfungsprozessen führen.

Nachteile der Insellappen-Plastik (Reverdin, Davis) gegenüber der Flächenlappen-Plastik (Spalthaut- und Vollhautlappen)

Histologische Schnitte *spontan* regenerierter Wunden lassen eine *Narbenhaut* erkennen, der jegliche Coriumunterlage fehlt: Das Epithel sitzt dem Granulationsgewebe unmittelbar auf. Durch jede geringe mechanische Einwirkung löst sich die Epithelschicht von ihrer Unterlage los, mit der sie nur lockere gewebliche Verbindungen einzugehen imstande ist. Dieser Umstand erklärt die *Minderwertigkeit der Narbenhaut*, wie sie beispielsweise nach Spontheilung von Unterschenkelgeschwüren zu beobachten ist. Es ist selbstverständlich, daß die Haut als Organ ihre Funktionen nicht erfüllen kann, wenn ihr wesentliche Bestandteile fehlen. Epidermis und Corium sind voneinander abhängig und bilden zusammen — wie schon früher beschrieben — eine funktionelle Einheit, die nur als solche imstande ist, die Funktionen normaler Haut zu übernehmen. Es ist daher von vornherein nicht zu erwarten, daß die Narbenhaut einen auch nur einigermaßen vollwertigen Ersatz bilde. Hierauf beruht der große *Vorteil der transplantierten gegenüber der Narbenhaut.*

Wenn wir unter diesen Gesichtspunkten die *Insellappen-* mit der *Flächenlappen-Plastik* vergleichen, so muß die Tatsache, daß bei der ersteren die Lücken zwischen den einzelnen Hautläppchen durch spontan gebildete Narbenhaut geschlossen werden, als ernsthafter Nachteil ins Gewicht fallen. Daß daher die Reverdin- und die Davis-Plastik funktionell keine vollwertige Haut liefern, ist nicht zu verwundern. Es ist daher, *wo immer möglich, eine Flächenlappen-Plastik anzustreben.* Die Möglichkeit der modernen antibiotischen Vorbehandlung des Empfangsbodens gestattet zudem, die für die gegebene Situation geeigneteste Lappendicke zu wählen.

Einer besonderen Erwähnung bedarf noch die *Braunsche Hautpfropfung,* die vielleicht zu Unrecht etwas in Vergessenheit geraten ist. Sie ist bezüglich *Keimfreiheit der Wunde* noch anspruchsloser als die Reverdin-Plastik. Man sollte sich daher ihrer erinnern bei Wunden, die infolge ihrer Lokalisation (Umgebung des Anus usw.) schwer rein zu halten sind.

Der Umstand ferner, daß die Läppchen in der Tiefe des Granulationsgewebes fest verankert werden und somit *keinen eigentlichen Halteverband benötigen,* gibt dem Verfahren eine weitere eigene Indikation: Wo die Anlegung eines Verbandes aus äußeren Gründen auf Schwierigkeiten stößt und auch langwierige Verbandwechsel nicht möglich sind (psychiatrische Fälle), hat die Methode durchaus ihre Vorteile. Auch an *abhängigen Körperpartien,* wie z.B. am Gesäß oder am Rücken, kann in Fällen, wo der Patient nicht in eine andere Lage gebracht werden kann, zur Braunschen Methode gegriffen werden.

Die eben genannten Vorteile haben der Braunschen Hautpfropfung in der Veterinärmedizin ein gewisses Anwendungsgebiet erschlossen.

Die provisorische Thierschung
(Der Hautlappen als „physiologischer Verband")

Die große Anheilungstendenz dünner Spalthautlappen hat zu einer ihr eigenen Indikation geführt: Nicht immer gelingt es, trotz bester Behandlung, die Wunde in jenen Zustand zu versetzen, der die Anheilung eines *dickeren* Hautlappens (sofern ein solcher erforderlich ist) einigermaßen sicherstellt. Die Vorbereitung der Wunde ist ja häufig nicht so sehr ein *bakteriologisches* als vielmehr ein *biologisches* Problem. Bei glasig-ödematösen Granulationen (nicht immer ist ihre Abschabung die beste Lösung) kann oft nicht durch eine antibakterielle Behandlung allein ein guter Pflanzboden geschaffen werden. Hier sind Fragen des Gewebsdruckes mit im Spiele, die so lange nicht befriedigend gelöst werden können, als die Wunde offen ist. Das beste Mittel, den Zustand einer Wunde in solchen Fällen zu verbessern, ist die *temporäre Transplantation mit dünnstem Thiersch-Lappen.* Dieser heilt auch auf *mäßigem* Wundgrund an. Erst die Umwandlung der *offenen* in eine *geschlossene* Wunde schafft die drei folgenden

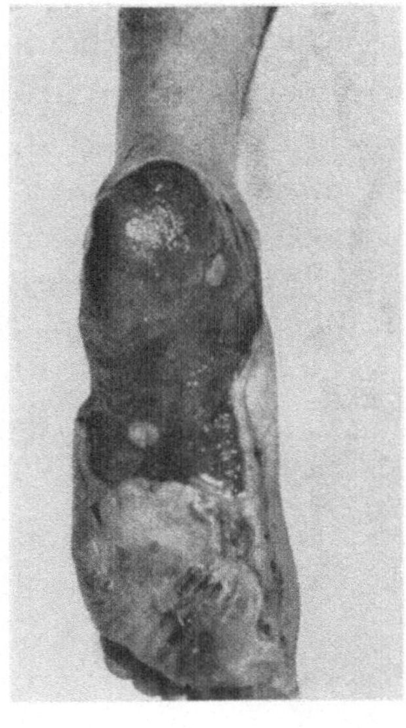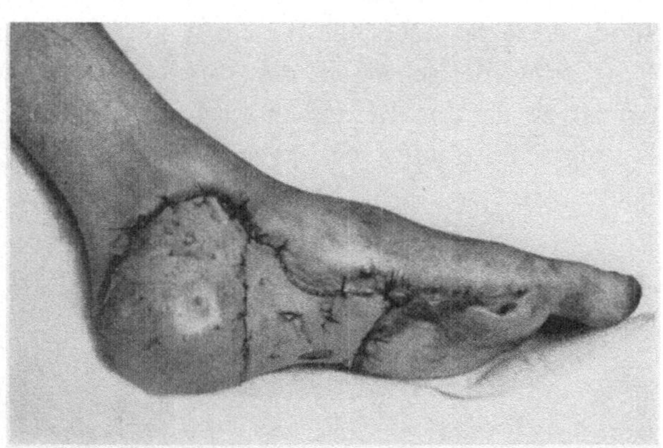

a   b

Abb. 36a u. b. Die „provisorische Thierschung". a Granulierende Wunde am Fuß nach schwerer Quetschung mit Verlust des gesamten Fettpolsters. b Zustand nach Entnahme des ersten Verbandes (6 Tage nach Aufpflanzung). Das so erhaltene aseptische und entzündungsfreie Wundgebiet gestattet die spätere Deckung der Fersenpartie mit gestieltem, fettpolstertragendem Lappen

wichtigen Voraussetzungen: *Sistieren jeglichen Entzündungsprozesses, Schaffung eines völlig aseptischen Terrains und schließlich normale Gewebsdruckverhältnisse.*

Dies aber sind die Bedingungen, welche später in zweiter Sitzung die Aufpflanzung eines Hautlappens beliebiger Dicke gestatten. Nach frühestens 3 Wochen wird somit der provisorische dünne Lappen wieder ausgeschnitten und durch einen dicken Hautlappen gewollter Qualität ersetzt oder überthierscht. Es sind vor allem Verbrennungswunden sowie Zustände bei Ulcus cruris, die zu dieser Indikation Veranlassung geben (s. dort). Desgleichen muß in allen Fällen, bei denen ein *gestielter* Lappen auf eine *granulierende* Wunde zu verpflanzen ist, zur provisorischen Thierschung gegriffen werden, denn gestielte Lappen können nur auf weitgehend aseptischem Terrain zur Anheilung gebracht werden.

II. Spezielle Indikationen

1. Hautersatz bei frischen Verletzungen

Bei jeder Wundausschneidung bzw. Wundtoilette besteht die begreifliche Tendenz, die *offene* Wunde in eine *geschlossene* zu verwandeln. Dies darf aber nicht unbedingtes Ziel in der Behandlung akzidenteller Wunden sein. Der Infektionsprophylaxe gehört das absolute Primat.

Es können jedoch an besonderen Lokalisationen Bedingungen vorliegen, wo der primäre Wundverschluß auch unter dem Gesichtswinkel der Infektionsgefahr vorzuziehen ist: Dies besonders dort, wo Sehnen oder Knochen freiliegen. Was jedoch gethierscht wird, ist in der Regel nicht die Wunde selbst, sondern die Spenderstelle für einen Verschiebelappen aus der unmittelbaren Umgebung, der seinerseits die Aufgabe hat, die Wunde oder Teile derselben primär zu decken. In einfachster Form liegen diese Verhältnisse beim Entlastungsschnitt vor, wie er beispielsweise zur Deckung offener Frakturen geübt wird.

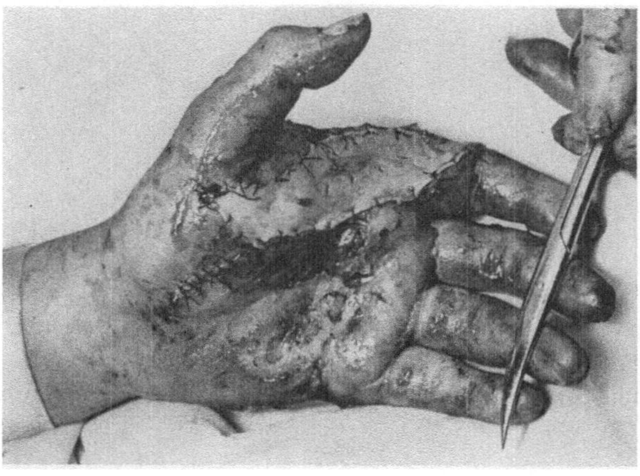

Abb. 37. Primärer Ersatz ausgedehnter Hautverluste bei frischer Handverletzung (nach Ausschneidung zerfetzten Haut- und Muskelgewebes)

Es können jedoch auch Verhältnisse vorliegen, wo die primäre Thierschung der Wunde selbst durchaus erlaubt und sinnvoll ist. Dies trifft ganz besonders für die Hohlhand zu: Der Übergang der frischen in eine granulierende Wunde führt zur einer mehr oder weniger lange währenden Entzündung mit chronischer Ödembildung. Diese aber hat stets endgültige Einschränkungen der Sehnen- und Gelenkfunktionen im Gefolge. Durch primäre Deckung mit Haut (stets im Rahmen des Erlaubten) kann diese Gefahr umgangen werden. Gestielte Lappen sind für die Hohlhand nur vom Handdorsum her erhältlich. Dieser Weg ist wohl gangbar für den Hautersatz bei fortgeschrittener Dupuytrenscher Kontraktur, ist aber für *frische* Handverletzungen im allgemeinen ein zu weitgehender plastischer Eingriff, besonders wo die Schwere des Traumas nicht von Anfang an überblickbar ist. In solchen Fällen ist daher die ganze oder teilweise Deckung des Hohlhanddefektes mit Spalthautlappen vorzuziehen. Die Dicke desselben richtet sich nach der Vertrauenswürdigkeit der Wunde bezüglich Infektionsgefahr. Schlimmstenfalls kann ein dünnster Thiersch-Lappen im Sinne einer *provisorischen* Deckung verwendet werden. Durch diesen dünnen Lappen hindurch kann auch frühzeitig eine etwa aufkommende Infektion erkannt werden. Später kann Ersatz durch dickeren Spalthaut- oder gestielten Lappen erfolgen oder aber überthierscht werden.

Überall dort, wo der primäre Wundverschluß erlaubt scheint, ist gleichzeitig Tetanusprophylaxe Selbstverständlichkeit.

An den großen Grundprinzipien der Infektionsbekämpfung hat — wie immer man vorgehe — die Einführung der Antibiotica wenig geändert.

2. Hautersatz nach Ausschneidung pathologischer Hautgebilde

a) Naevi, Hämangiome

Kleinere Naevi kann man durch primären Hautverschluß, größere durch etappenweise Excisionen entfernen, andere durch gestielte Lappen. Hier stehen nur jene zur Diskussion, bei denen nach Ausschneidung ein Hautersatz durch freie Hauttransplantationen in Frage kommt. Nichts scheint einfacher, doch ist in Wirklichkeit nichts schwieriger, als in diesen Fällen dem Patienten mit einiger Sicherheit ein Resultat vorauszusagen, das seinen Vorstellungen entspricht. Gewiß ist es ein Leichtes, etwa durch mittlere oder dicke Spalthautlappen nach der Ausschneidung des Naevus die Wunde durch primäre oder sekundäre Transplantation zu verschließen. Doch was aus dem eingeheilten Lappen kosmetisch wird, das ist die große Frage: Wird er ledrig, narbig marmoriert, zu verschieden im Farbteint der Umgebung gegenüber, schrumpft er usw.? Die große Grundvoraussetzung für den Erfolg ist die Beschaffenheit des Wundgrundes. Bei der Verpflanzung auf die frisch ausgeschnittene Wunde liegt oft Fettgewebe zutage, das wegen seiner ungleichmäßigen Durchblutung zu herdförmigen Nekrosen neigt. Eine narbige Marmorierung des Transplantates wird die Folge sein.

Transplantiert man auf granulierende Wunden, so liegt zwar ein ebenmäßiger Wundgrund vor, jedoch ist mit sekundärer Schrumpfung zu rechnen. Die beiden oben geschilderten Extremfälle sind daher wie folgt zu umgehen:

Liegt nach *frischer* Ausschneidung keine wesentliche Fettschicht vor und ist der Wundgrund gleichmäßig durchblutet, so ist die primäre Transplantation vorzuziehen. Im anderen Falle bewährt sich eine *kurzdauernde* Vorbereitung von wenigen Tagen, um einen dünnen, eben aufsprießenden Granulationsrasen zu bekommen. Dieser gewährt ein gleichmäßiges Fußfassen und somit ein homogenes Aussehen des Transplantates. Nach frischer Ausschneidung wird die Wunde mit Vioformgaze tamponiert, nach 2—3 Tagen wird auf Kompressen mit physiologischer NaCl-Lösung übergegangen. Nach 5—6 Tagen sollte die Transplantationsbereitschaft erreicht sein.

Dasselbe gilt im Prinzip für die planen Hämangiome. Wegen der obengenannten Schwierigkeiten werden nur düsterrote und sehr störende Hämangiome *chirurgisch* angegangen.

Anders liegen die Dinge für die *kavernösen* Hämangiome, da hier nicht ästhetische Momente entscheidend sind.

b) Die Narbenexcisionen

Die Narbenexcisionen bilden u.U. eine weitere Indikation für Hautverpflanzungen, einerseits aus ästhetischen, andererseits aus *funktionellen* Gründen. Wo breite Narbenplatten vorliegen, ergibt eine Verschiebeplastik aus der Nachbar-

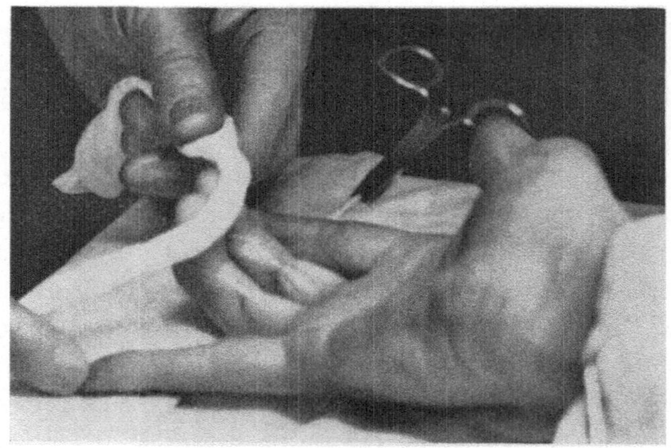

a

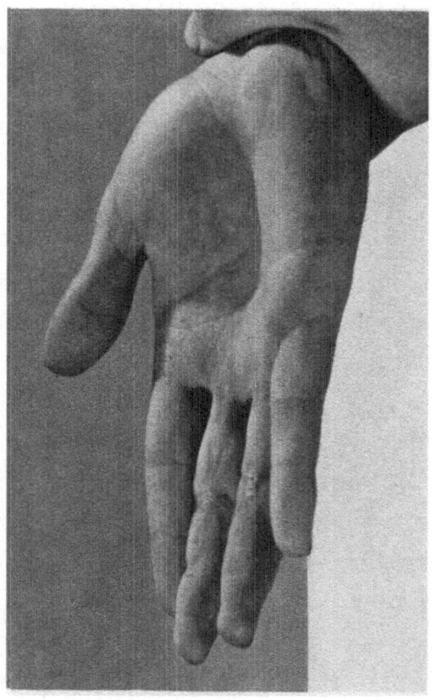

b

Abb. 38. a Narbenkontrakturen am Ring- und Mittelfinger. b Zustand nach Ausschneidung der Narben und Einpflanzung dicker Epidermislappen

schaft meist die besten Resultate, wobei die Spenderstelle durch freie Haut-transplantation gedeckt wird. Der direkte Ersatz der ausgeschnittenen Narbe durch freie Hautlappen ergibt in ästhetischer Hinsicht sehr unsichere Resultate, aus Gründen, die weiter oben schon für die Behandlung der Naevi dargelegt wurden.

Funktionell bedingte Narbenkorrekturen ergeben sich aus Folgezuständen spontan geheilter, granulierender Wunden, besonders nach Verbrennungen. Eine Narbe neigt um so stärker zur Kontraktur, je mehr sie unter Zug steht. Dies ist besonders auf der Beugeseite von Gelenken der Fall. An die zuneh-mende Tendenz zur Beugekontraktur ist besonders bei Kindern zu denken, bei denen zu lange dauernde Bewegungseinschränkungen definitive Deformi-täten im Gefolge haben können. Es ist daher besonders im Wachstumsalter wichtig, solche Kontrakturen frühzeitig zu beheben, bevor endgültige Schäden am Knochenskelet auftreten.

Die Ausschneidung der Narbenhaut muß *radikal* geschehen, da alles zurück-gelassene Narbengewebe zu neuerlichen Schrumpfungen führt. Die gesunden Hautränder sollen sich hierauf soweit als möglich retrahieren. Wo nötig, wird dieser Retraktion nachgeholfen, indem die Wundränder mobilisiert werden. *Die eingepflanzten Hautlappen dürfen keinesfalls mehr unter Zug geraten.* Sie müssen daher *so groß als möglich* bemessen werden.

Als Ersatz sind mittlere oder besser *dicke* Spalthautlappen zu verwenden, um neuerlicher Schrumpfung vorzubeugen. Eine genaue Einpassung des Transplantates in den Wunddefekt ist wichtig, um wulstige Narbenbildungen an den Rändern zu vermeiden. Wo strangförmige Narbenkontrakturen vor-liegen, genügt ja meistens die einfache Z-Naht.

c) Carcinome

Gut lokalisierte und relativ gutartige Krebsformen der Haut werden weit im Gesunden ausgeschnitten. Die Deckung des entstehenden Defektes sollte prin-zipiell durch Verschiebelappen aus der Nachbarschaft erfolgen. Die *freie* Haut-transplantation tritt für die Spenderstelle in ihr Recht.

Schlecht hält Verfasser die direkte Deckung des Defektes durch freie Haut-lappen. Es entstehen dadurch Narbenplatten, die durch das subcutane Fett-polster des Verschiebelappens vermieden werden. Gerade in Narbenplatten und -strängen entstehen gerne lokale Rezidive (kein Carcinom, das nicht auf dem Boden reparativer Vorgänge entstünde!). Der Einwand, der dünne Haut-lappen lasse ein Rezidiv frühzeitiger erkennen, ist m.E. weder zutreffend noch stichhaltig. Besser noch als eine frühzeitige Erkennung ist die Vermeidung eines Rezidivs.

Eine Sonderstellung mag der Hautersatz nach Radikaloperation des Mamma-carcinoms einnehmen. Sofern sich die Hautränder nicht mehr in ganzer Ausdehnung vereinen lassen, mag der übrigbleibende Defekt direkt durch ein freies Hauttransplantat gedeckt werden. Fälle, bei denen dies notwendig ist, sind meist fortgeschritten, so daß die ganze Therapie ohnehin palliativen Charakter hat.

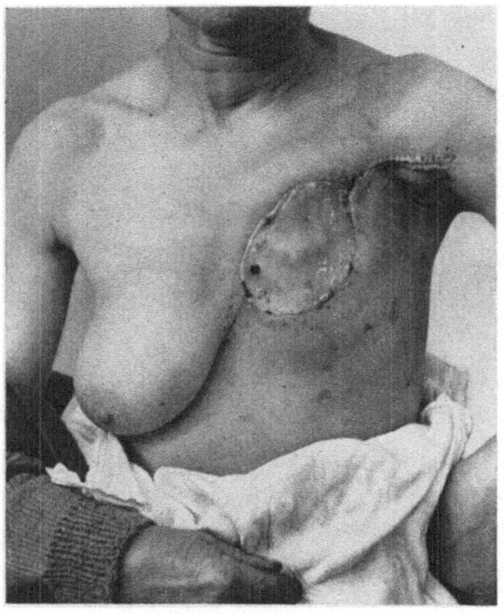

Abb. 39. Hautverpflanzung bei Mamma-Amputation: Der primär nicht verschließbare Teil der Wunde wird durch mittleren Spalthautlappen gedeckt

3. Deckung granulierender Wunden

Die wichtigste Indikation ist hier die

Hauttransplantation nach Verbrennungen

Es soll hier nicht auf die allgemeine und lokale Behandlung der Verbrennungskrankheit in ihrer Gesamtheit eingegangen werden — dies würde den Rahmen dieses Buches weit überschreiten —, sondern nur insofern, als Fragen des Hautersatzes zur Diskussion stehen. Dabei muß man sich allerdings im klaren sein, daß sich die verschiedenen Behandlungssektoren zeitlich vielfach überschneiden. Es besteht wohl kein Zweifel darüber, daß frühzeitiger Verschluß der Wunde durch Hauttransplantation die Infektionsgefahr und die Mortalität herabsetzen. Dies heißt im Grunde, daß nach Überwindung des primären und sekundären Schockes die Frage der Hautverpflanzung sich in jeder der folgenden Behandlungsphasen stellen kann. Ausgedehnte Verbrennungswunden sind kräftezehrend. Nicht selten erlebt man es daher, daß Brandverletzte, die man glücklich über die ersten entscheidenden Phasen hinübergerettet hat, den Folgen der lange währenden offenen Wunden erliegen. Der mit dem dauernden, schweren Sekretverlust („white bleeding") verbundene Proteinmangel, Elektrolytenentgleisung und sekundäre Infektion sind die Ursachen, die dem darniederliegenden Organismus oft den Gnadenstoß verleihen. Nirgends ist daher die rechtzeitige Deckung der Wunden durch Hauttransplantation dringlicher als bei der schweren Verbrennung. Könnte man gleich zu Beginn, d.h. im Frühstadium, alle verbrannte Haut und alles dem Untergang geweihte Gewebe chirurgisch entfernen und durch neue Haut ersetzen, so wäre eine der Kardinalfragen der Verbrennungsbehandlung gelöst. Versuche in dieser Richtung sind verschiedentlich unternommen worden, jedoch ohne Erfolg. Zum ersten scheitert die Sache schon an der Schwierigkeit, die Tiefe des versengten Gewebes mit Sicherheit zu erkennen. Fernerhin kann dem schweren Trauma der Verbrennung nicht ein weiteres hinzugefügt werden, das in der Enthäutung ausgedehnter Teile der Körperoberfläche bestünde, mit dem damit unvermeidlich verbundenen Blutverlust.

Eine besondere Kategorie stellt die tiefe Verbrennung mittlerer Ausdehnung dar, wo sich u.U. die Frage stellen kann, *Teile* der verbrannten Haut chirurgisch zu entfernen und sogleich durch Transplantation zu ersetzen. Hier muß jedoch zur genaueren Umschreibung der Dinge festgehalten werden, daß die Mortalität nicht nur mit der *Ausdehnung* der Verbrennung zunimmt, sondern vor allem auch mit dem Alter. So ist z.B. ein Kind mit einer 20%-Verbrennung mit einer Mortalität von 5% bedroht. Eine ältere Person kann bei gleicher Ausdehnung und Tiefe der Verbrennung mit einer 95%igen Mortalität belastet sein*. Dies zeigt, daß eine teilweise Excision und Transplantation bei älteren Personen in unvergleichlich höherem Maße geeignet wäre, die Mortalität zu vermindern. D. Jackson [84] hat bei einschlägigen Fällen die primäre Ausschneidung des verbrannten Gewebes mit nachfolgender Hauttransplantation geübt. Wegleitend für das Vordringen nach der Tiefe war für ihn die rote Schicht der Stase im Fettgewebe. Diese zeigt Nekrose an und muß mitentfernt werden. Er betrachtet die Excision von 15—30% der Körperoberfläche als Maximum. Im Durchschnitt gingen 70% der überpflanzten Haut an, wobei es schwer hielt, diesen Prozentsatz zu erhöhen, vor allem der postoperativen Blutung wegen. Eine eindeutige Verminderung der Mortalität konnte er durch dieses Vorgehen nicht erzielen.

Anders verhält es sich mit der *tiefen Verbrennung von ausgesprochen beschränkter Ausdehnung*, mithin bei Fällen, die durch die Verbrennung nicht in Lebensgefahr geraten. Hier kann die primäre Ausschneidung durchaus angezeigt sein. Sie erfolgt nicht aus *vitaler* Indikation, sondern um die lange währende Demarkationszeit abzukürzen bzw. auszuschalten. Hierher gehören auch die *elektrischen Verbrennungen*. Besonders dort, wo Körpergegenden mit dicker Haut (Rücken, Gesäß, Hohlhand, Fußsohle) betroffen sind, bilden sich oft zentimeterdicke Schorfe, die Wochen und Monate haften und der Einnistung hart-

---

* Bull u. Fischer (1954), zit. nach Jackson [84].

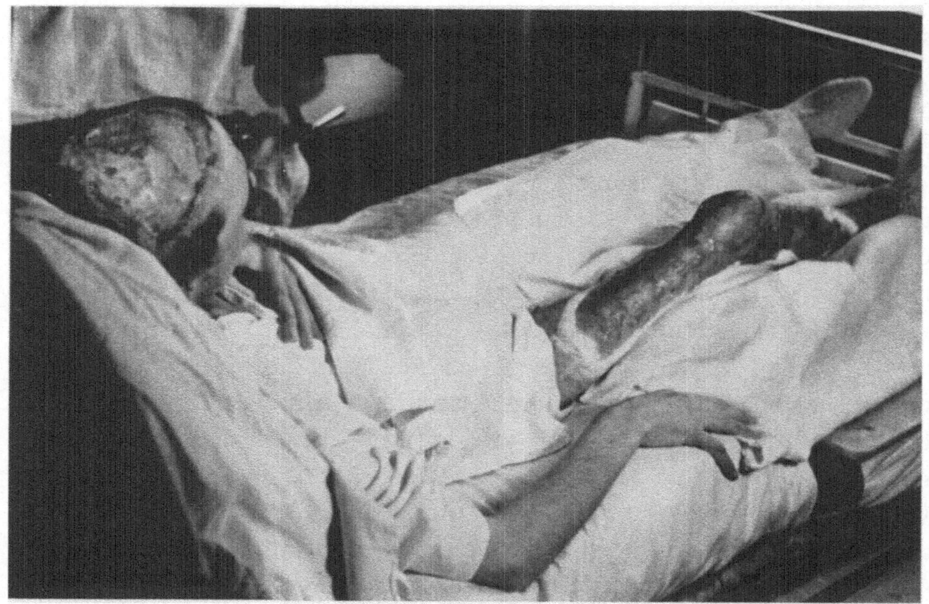

a

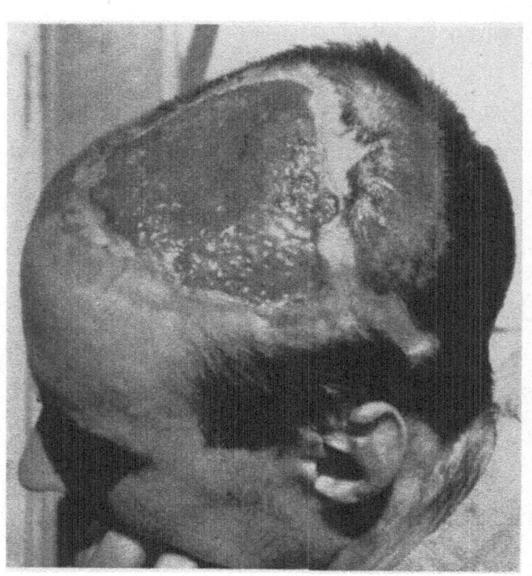

b

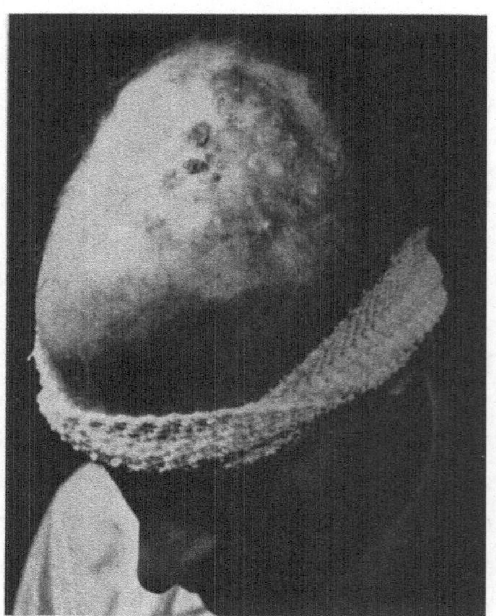

c

Abb. 40a—d. Elektrische Verbrennungen am Kopf und Bein. a Versengung und Demarkation der Tabula externa (Stromeintrittswunde) und Verbrennung des rechten Beines (Stromaustrittswunde). b Nach Vorbereitung auf die Transplantation: Saubere Granulationen über der Tabula interna. c Nach Einheilung eines dicken Spalthautlappens

näckiger Infektionen Vorschub leisten. Wo es sich um Gesäß, Rücken oder Fußsohle handelt, steht der chirurgischen Ausschneidung nichts im Wege. Anders verhält es sich bei der Hohlhand, wo wegen der Gefahr von Nerven-

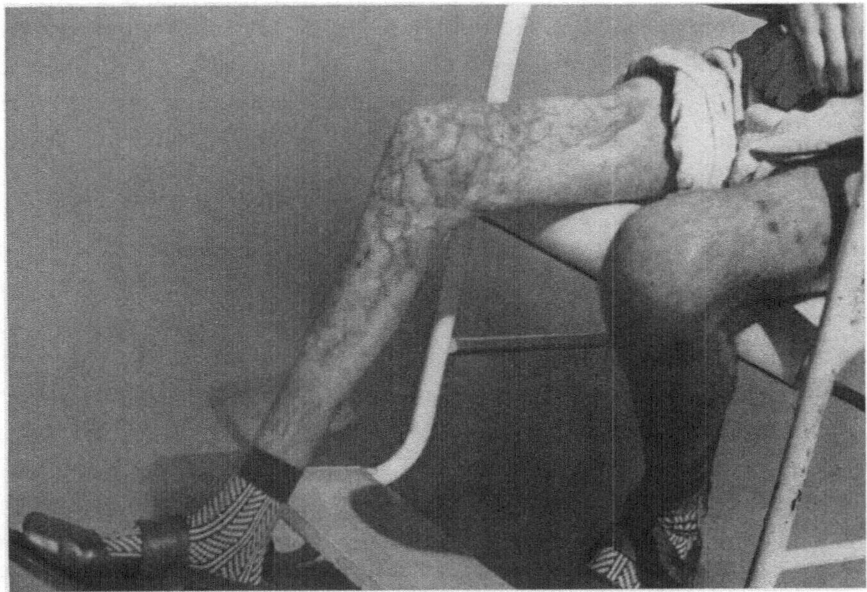

Abb. 40d. Heilung der Beinwunden durch Thiersch-Lappen

und Sehnenverletzungen die schrittweise und mehr oder weniger spontane Loslösung des Schorfes anzustreben ist.

Nicht immer ist die ausgeschnittene Brandwunde sogleich transplantationsbereit. Vergleichen wir unter diesem Gesichtspunkte die aus vitaler Indikation vorgenommenen Ausschneidungen ausgedehnter Verbrennungszonen mit jenen ausgesprochen lokaler Herde, so ergibt sich: Die ersteren müssen sofort nach Ausschneidung durch Transplantation wieder gedeckt werden, soll die Schwere des Eingriffes (Ausschneidung) durch die Wohltat des unmittelbaren Wundverschlusses kompensiert werden. Nun wirkt sich aber andererseits die Forderung der sofortigen Transplantation als Nachteil aus, indem die auf die Transplantation unvorbereitete und zur Blutung neigende frische Wunde nur eine Anheilung von 70% der aufgepflanzten Haut zuläßt (Jackson [84]). Anders die *kleinen* Herde, die nach der Ausschneidung zeitlich jede beliebige Vorbereitung erlauben, da vitale Faktoren hier nicht im Spiele stehen.

Wie immer sich die Dinge verhalten mögen, eine einheitliche Auffassung besteht heute bezüglich der Frage der *primären* Ausschneidung *nicht*. Immerhin läßt sich beim heutigen Stand der Dinge die Sachlage wohl folgendermaßen umschreiben: Bei schweren, ausgedehnten Verbrennungen ist die primäre Ausschneidung zu eingreifend, bei *mittel*schweren Verbrennungen ist sie durchführbar, hat aber bisher die Mortalität nicht herabzumindern vermocht (Jackson). Bei ausgesprochen *umschriebenen*, tiefen Verbrennungen kann sie zweckmäßig sein und den Heilungsverlauf abkürzen *.

---

* Auf Angaben in Prozenten der verbrannten Körperoberfläche wird bewußt verzichtet, weil diese ohne Berücksichtigung des Alters irreführend sind!

Nach dem Vorausgesagten bleibt der primären Ausschneidung ein geringer Spielraum. Um so mehr ist mit konservativen Mitteln auf eine möglichst rasche Demarkation alles versengten Gewebes hinzusteuern. Saure Medien wirken auf Nekrosen schrumpfend, alkalische (Dakinsche Lösung) macerierend. Beide bewirken somit baldige Loslösung des Schorfes. Intermittierende Behandlung mit Enzymen beschleunigt den Prozeß. Die Abstoßung allen zerstörten Gewebes als Voraussetzung zur Hauttransplantation ist das primäre Ziel in der sekundären Behandlung der Verbrennungswunde. Hierzu dient prinzipiell der feuchte Verband. Tägliche Verbandwechsel auf der rohen Wunde sind jedoch schmerzhaft und traumatisierend. Daher wird diese zuerst mit salbigen Gazeschleiern bedeckt, die auf der umgebenden gesunden Haut festhaften müssen. Extremitäten werden umwickelt, der Rumpf wird mit breiten Gazelagen bedeckt. Als Salbe dient vorzüglich Furacin. Über diesem Schutzverband lassen sich die feuchten Kompressen, in diesem Falle am besten mit Furacinlösung, schmerzlos wechseln. Eine andere Möglichkeit sind Chloramin-Umschläge (0,5%) über Tüllagen (Penicillintüll, Carbonet u. a.). Die Salbenschutzgaze soll nur selten, im Mittel alle 6—7 Tage gewechselt werden. Um sie auf den umgebenden Hautinseln zum Kleben zu bringen, dient am besten der verzügliche Tannin-Gelee (s. S. 31). Je infizierter die Wunden, desto häufiger müssen die Umschläge gewechselt werden, im allgemeinen 1—2mal täglich. Nur bei fieberhaften, infektiösen Prozessen werden Antibiotica angewandt, und zwar parenteral. Man sei mit ihrem Gebrauch stets zurückhaltend, damit nicht vorzeitig die besten Trümpfe verspielt sind.

Bei Abwesenheit höheren Fiebers und bei voll stabilisiertem Allgemeinzustand ist schließlich das *Vollbad* ein vorzügliches Mittel, um Schorfe zur Loslösung zu bringen. Mit gewöhnlicher Seife oder Zymasept kann durch behutsames Abwischen der Wunden mittels feiner Gazen das Debridement gefördert werden. Nicht am schlechtesten geschieht dies im Bade oft durch den Patienten selbst. Brown und McDowell [32] empfehlen auch Kochsalzbäder (1 kg Kochsalz auf ein Vollbad). Wo allerdings tiefe Schorfe hartnäckig haften, muß deren Entfernung chirurgisch erfolgen, u. U. in Allgemeinnarkose. Nach dem Vollbade bleiben zweckmäßigerweise die Wunden einige Stunden an der Luft, bevor wieder zu feuchten Umschlägen mit gewöhnlicher Kochsalzlösung übergegangen wird, unter Anwendung leichter Kompression, um die Bildung glasiger Granulationen hintanzuhalten. Bekommen nun die Wunden ein hochrotes, samtiges Aussehen, so sind sie transplantationsbereit.

Greift man schon zur *Homotransplantation*, so soll danach getrachtet werden, nach Möglichkeit die *ganze* Wundfläche zu decken. Je mehr dieser Forderung nachgelebt wird, desto größer wird der unmittelbare Nutzen für den Patienten sein. Dies ist aber nur möglich unter Heranziehung mehrerer Spender oder unter Verwendung von Leichenhaut. Die Haftdauer, im Mittel 3 Wochen, ist großen Schwankungen unterworfen, je nach der genetischen Verschiedenheit zwischen Spender und Empfänger. Ob die Homotransplantation eine stimulierende Wirkung auf die körpereigene Regeneration ausübt, ist fraglich. Immerhin ist nach Loslösung der Homotransplantate ein mehr oder weniger deutlicher Fortschritt in der allgemeinen Epithelisierung zu verzeichnen. Es kann nun, sofern notwendig, neuerdings verpflanzt werden, entweder unter Heranziehung *auto*plastischer Haut des sich unterdessen gekräftigten Patienten, oder neuerdings durch homologes Hautmaterial. Wo dieses letztere geschieht,

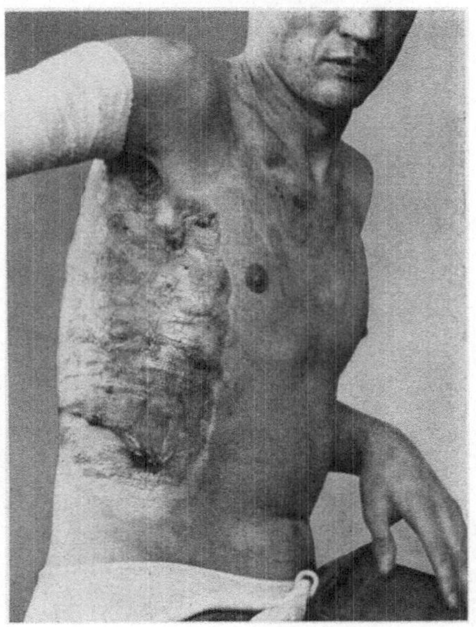

Abb. 41. „Gethierschte" ausgedehnte Verbrennung

ist darauf zu achten, daß die Haut nicht *vom selben* Spender stammt („second-set reaction"!).

Wird von vornherein gleichzeitig auto- und homologe Haut transplantiert, so sollen die zumeist mit dem Elektro- bzw. Preßluftdermatom entnommenen Hautstreifen so nebeneinandergelegt werden, daß sich auto- und homologe Lappen alternieren. Der Sinn dieser Sache liegt darin, daß während der Involution der homologen Lappen die Regeneration von den autologen Transplantaten ausgeht: Annähernd im selben Maße, wie die Homotransplantate wegschmelzen, dehnen sich die Autotransplantate aus. Es erfolgt somit unter günstigen Bedingungen eine schleichende Substitution. Dies bedingt aber ein gewisses Breitenverhältnis der Streifen: $^1/_{10}$ bis $^1/_2$ inch die autologen, $^1/_2$ inch die homologen Hautstreifen (Jackson). Wesentlich ist die Breite der letzteren, denn diese darf die Regenerationsfähigkeit der autologen Haut nicht überschreiten.

Wo ausgedehnte Wundflächen am Rumpfe und an den Oberschenkeln zu decken sind, ist *quere* Anordnung der Hautstreifen vorzuziehen.

Indikationen zur Auto- und Homotransplantation der Haut nach Verbrennungen

Nach dem Vorausgesagten läßt sich auf einfache Weise wie folgt formulieren: Sie ist überall dort gegeben, wo der Organismus durch die lange währende Wunde lokal oder allgemein leidet. *Lokal* kann an bestimmten Körpergegenden

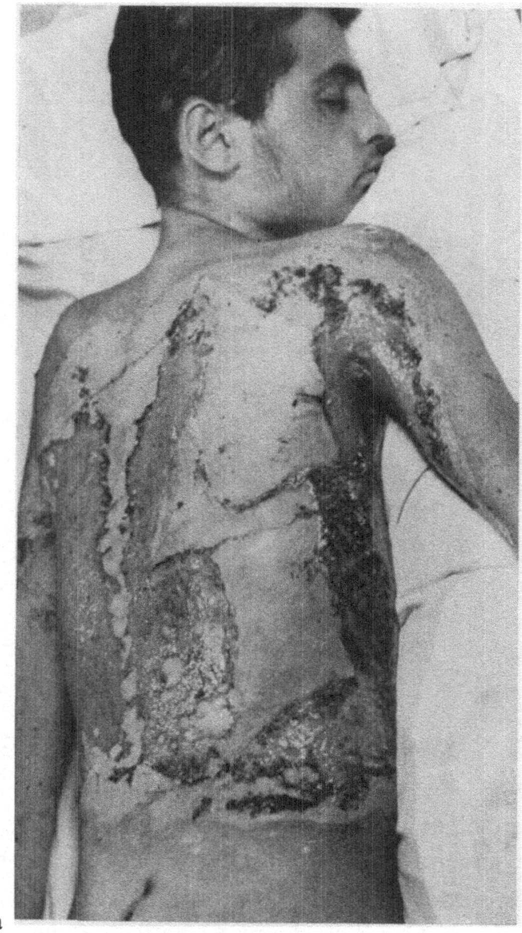

Abb. 42a—c. 40%-Verbrennung. a Rechte Rumpfseite: In Einheilung begriffene Homotransplantate (von der Mutter entnommen) am 8. Tage

Schaden entstehen, wenn nicht rechtzeitig transplantiert wird, und zwar aus Gründen, die mit schädlicher Narbenbildung zusammenhängen bzw. wo die funktionelle und ästhetische Minderwertigkeit des spontanen Hautregenerates nicht in Kauf genommen werden kann. Dies gilt vorzüglich für das Gesicht, das Handdorsum und die Gelenksgegenden. In diesen Fällen werden *mitteldicke* Spalthautlappen verwendet.

Dringlicher ist die Indikation, wo der Organismus *allgemein* leidet, d.h. wo vitale Faktoren im Spiele stehen. Man wäre nun verleitet, in Prozenten des

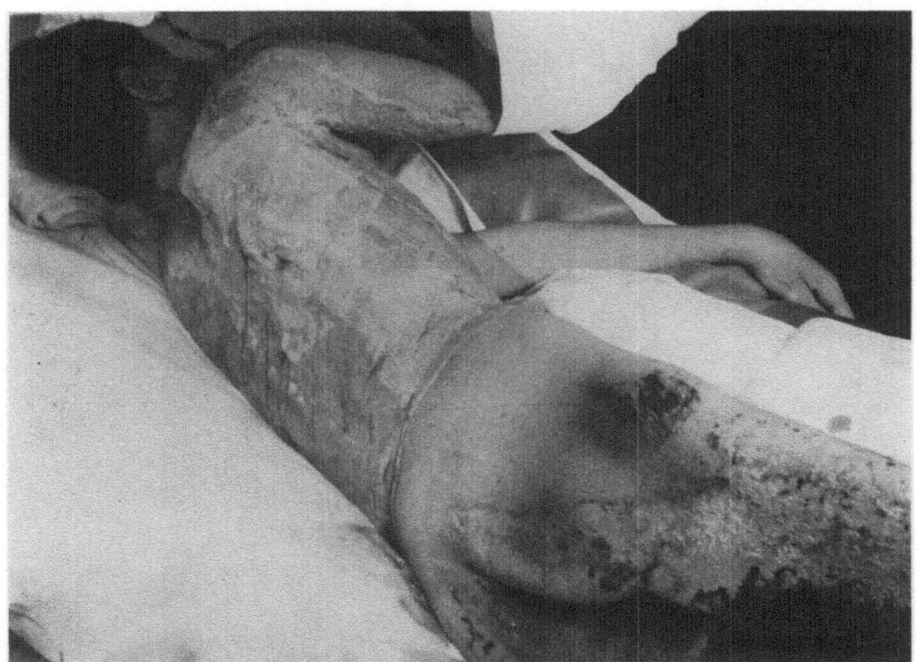

Abb. 42b. Homotransplantate nach 3 Wochen noch gut haftend

Hautverlustes auszudrücken, wo die vitale Gefährdung beginnt. Es ist auch für den Erfahrensten ein schwieriges Unterfangen, hier feste Normen aufzustellen. Überall dort, wo ausgedehnte Hautverluste nach einer Verbrennung resultieren, wird zur Hauttransplantation geschritten, sobald der Zustand der Wunden es erlaubt. Der Verschluß der Wunden lindert die Leiden, kürzt die Krankheitsdauer ab, schützt vor Infektion und liefert unvergleichbar bessere Haut, als es das nach allen Richtungen hin ungenügende Produkt spontaner Regeneration darstellt. Bei schweren Fällen schließlich kommt durch die Transplantation der ständige Säfteverlust mit allen seinen unheilvollen Folgen zum Versiegen und hier ist sie im wahrsten Sinne des Wortes lebensrettend.

Zur Verwendung gelangen in diesen Fällen, schon aus ökonomischen Gründen, ausgesprochen *dünne*, also Thiersch-Lappen. Sie heilen leichter an, erlauben eine rasche Regeneration der Spenderstellen, so daß diese nach ca. 4 Wochen wieder zu neuer Hautentnahme bereit sind.

Wo aus lokalen Gründen die dünne Haut ungeeignet ist (Beugeseiten der Gelenke usw.), da erfolgt der Ersatz durch dickere Hautlappen, desgleichen bei jeder anderen zu einem späteren Zeitpunkte erfolgenden plastischen Korrektur.

Bei sehr ausgedehnten Hautverlusten ist allerdings der Organismus nicht fähig, alle notwendige Haut aus eigener Quelle zu liefern. In der Regel kann nicht mehr als 10% der Körperoberfläche als Spenderzone dienen (Jackson).

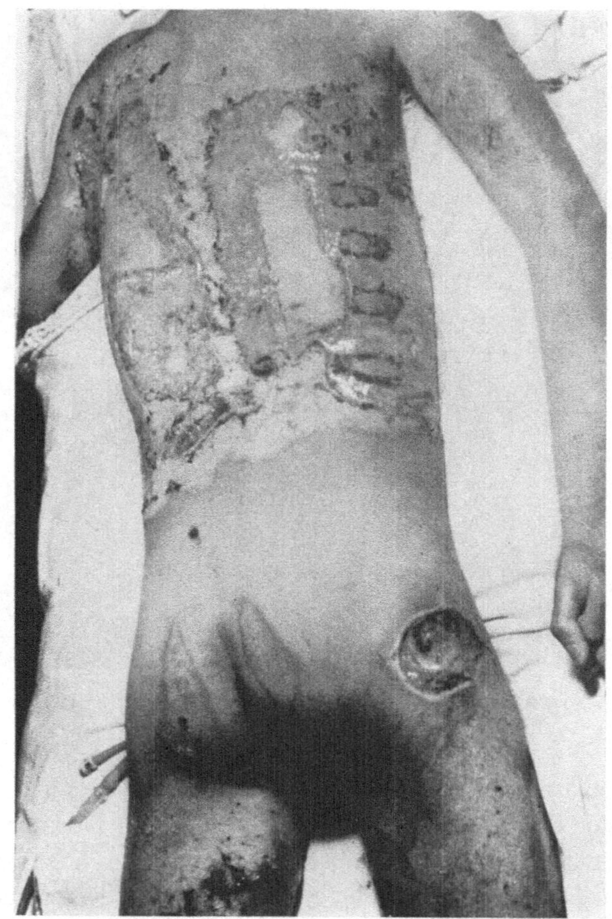

Abb. 42c. Linke Rumpfseite: Autotransplantate als Hautinseln (z.T. „Briefmarken"), von denen aus die spontane Überhäutung erfolgte

Damit wird dem Körper schon sehr viel zugemutet. Hier tritt die Homotransplantation in ihr Recht. Nach Jackson ist überall dort, wo der Vollhautverlust mehr als 30% beträgt, eine Homotransplantation dringend, um die Überlebensaussichten zu erhöhen.

Bezüglich *Technik* wird auf die entsprechenden vorausgegangenen Kapitel verwiesen, zumal sich die Technik der Homotransplantation von jener der Autotransplantation in nichts unterscheidet.

Zustände nach Ausschneidung entzündlicher Herde (Karbunkel usw.)

Vorzügliche Dienste leistet die sekundäre Hauttransplantation nach Ausschneidung großer oder *Riesen-Karbunkel*. Diese werden vielfach noch mit Kreuzschnitten oder — was noch unzweckmäßiger ist (um nicht zu sagen völlig

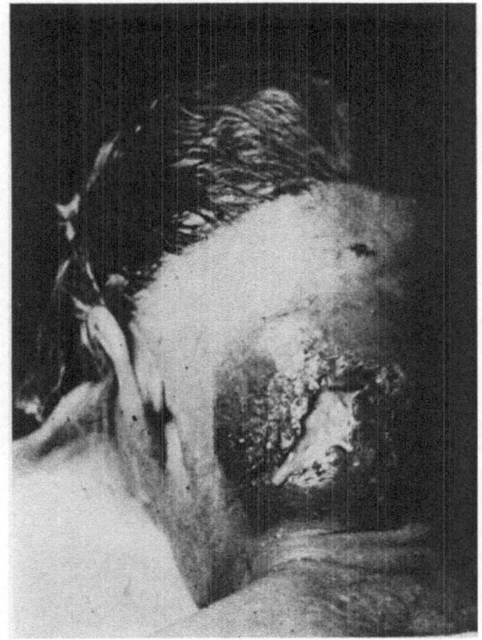

a

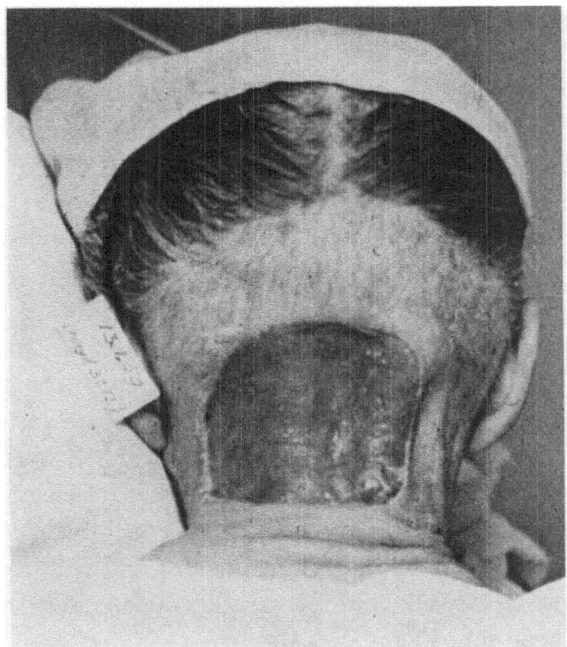

b

Abb. 43a—c. Riesenkarbunkel am Nacken. a Zu Beginn. b 10 Tage nach Ausschneidung mit Diathermie und anschließender gezielter antibakterieller Behandlung

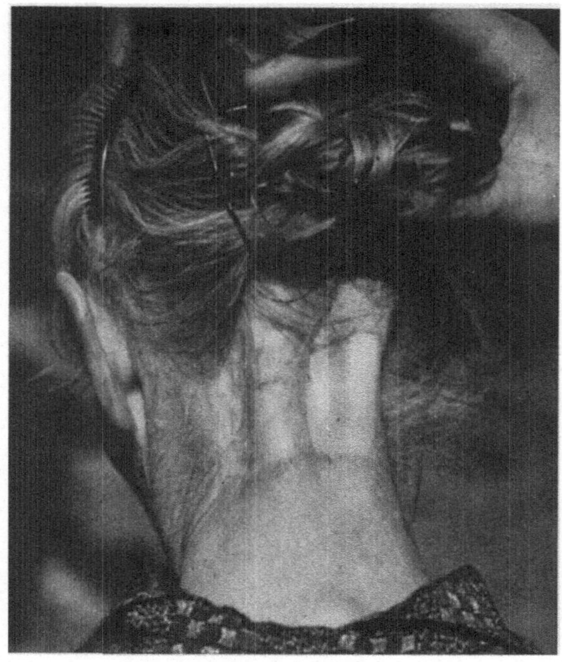

Abb. 43c. Endzustand nach Aufpflanzung eines mittleren Spalthautlappens

fehlerhaft) — mit *Incisionen* behandelt. Das einzig richtige ist die „Deckel-Excision", d.h. die *völlige zirkuläre Ausschneidung des nekrotischen Gewebes.* Je radikaler es entfernt wird, desto rascher erfolgt die Heilung. Faustgroße Riesenkarbunkel am Nacken sowie am Rücken sind keine Seltenheit. Wo zimperlich vorgegangen wird, kann die Behandlung monatelang dauern und sogar zu gefahrvollen septischen Zuständen führen.

Bei einer größeren Reihe von *Riesenkarbunkeln* sind wir wie folgt vorgegangen:

Nach Eiterentnahme für die bakterielle Resistenzprüfung wird der Karbunkel mit Diathermie *im Gesunden* ausgeschnitten und die umgebende Haut mit Zinkpaste abgedeckt. Eine Blutstillung ist zumeist nicht nötig, vielmehr wird der blutende Wundtrichter zunächst mit Vioformgaze austamponiert und verbunden. Nach 2 Tagen wird auf feuchte Kompressen übergegangen, die zweimal täglich gewechselt werden. Die antibakterielle Behandlung erfolgt je nach Resultat der Resistenzprüfung, ist zumeist jedoch nicht notwendig. Oft schon nach 8 Tagen sind die Granulationen hellrot und samtig, vorausgesetzt, daß alles nekrotische Gewebe entfernt wurde. Zudem füllt sich der Wundtrichter überraschend schnell aus.

Bei so vorbehandelten Wunden lassen sich nun beliebig dicke Hautlappen zur Anheilung bringen. Um einen vollwertigen Hautersatz zu bekommen, empfiehlt es sich, mitteldicke Spalthautlappen zu wählen. Der *Verband* erfolgt wie üblich mit leichter Kompression, jedoch ist die Beweglichkeit des Kopfes

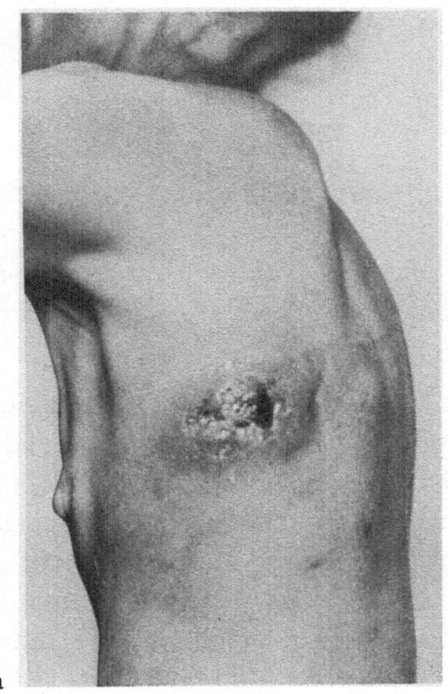

a

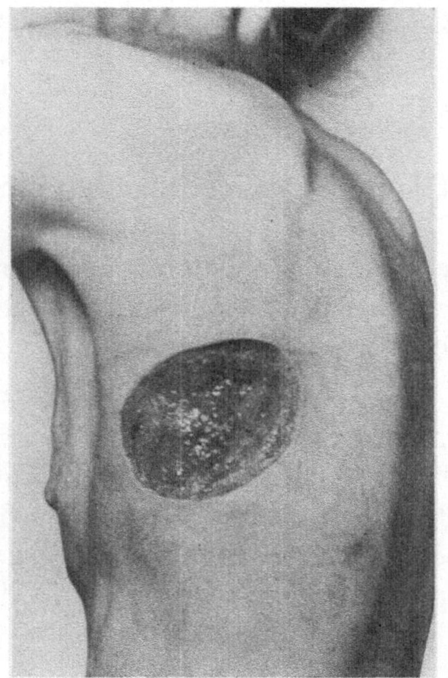

b

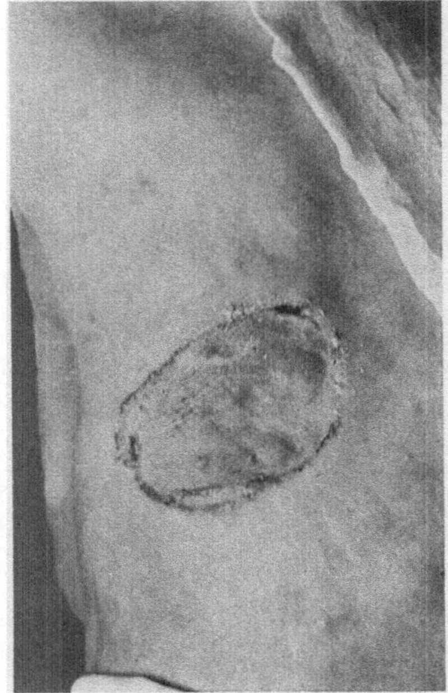

c

Abb. 44. a Riesenkarbunkel am Thorax. b Granulierende Wunde, 10 Tage nach Ausschneidung mit dem Funkenmesser und nach antibiotischer Behandlung. c Frisch eingeheilter Epidermislappen (Zustand nach der ersten Verbandsentnahme)

einzuschränken; vor allem muß das Rückwärtsbeugen verunmöglicht werden, da sonst der Lappen abgehoben wird. Es hat sich uns zu diesem Zwecke ein *hoher Gipskragen* bewährt, der unten auf die Vertebra prominens und oben am

Occiput abstützt. Er wird nach 6—8 Tagen entfernt. Die größten Nacken-karbunkel lassen sich auf diese Weise innerhalb von 3—4 Wochen zur völligen Heilung bringen.

4. Die freie Hautverpflanzung im Rahmen plastischer Operationen

Hier ergeben sich die mannigfachsten Situationen, bei denen zur temporären oder dauernden Deckung entstandener Hautdefekte die *freie Hautplastik* wertvollste Dienste leistet.

Ein erstes Anwendungsgebiet ist die *Deckung der Entnahmestelle gestielter Lappen*. Ein klassisches Beispiel hierfür ist der für die Rhinoplastik verwendete indische Stirnlappen. Da er an der Entnahmestelle einen breiten Defekt hinterläßt, so ist ein primärer Nahtverschluß nicht möglich. Die Schädelkalotte liefert hier einen ganz besonders ebenmäßigen und daher zur Aufnahme freier Hautlappen günstigen Wundgrund. Wo dieser bis auf das Periost reicht, ist u.U. die Bildung von Granulationen abzuwarten, um dem Transplantat einen besseren Nährboden zu bieten. Der Verzicht auf primäre Deckung hat jedoch einen Nachteil: In unmittelbarer Umgebung einer Plastik ist eine offene Wunde unerwünscht, denn jede Sekretion und die dadurch bedingten häufigen Verbandwechsel stellen eine Infektionsgefahr dar. Aus diesem Grunde ist die *sofortige primäre Transplantation* entschieden zu befürworten. Verwendet werden mitteldicke bis dicke Spalthautlappen.

Bei gestielten Plastiken aller Art, besonders bei Lappen aus der unmittelbaren Nachbarschaft, sind ferner freie Hautverpflanzungen sehr oft zur Ausfüllung von Lücken notwendig, die beispielsweise zwischen der Entnahmestelle und der zu verschließenden Partie entstehen.

In diesem Zusammenhange sei auch die *Thierschung der Wundseite planer Lappenstiele erwähnt*. Eine offene Wunde bedeutet für einen Lappenstiel stets eine Austrocknungs- und Infektionsgefahr. Es ist der große Vorzug des *Rundstiellappens*, mit diesen Nachteilen nicht behaftet zu sein. Trotzdem hat der *plane* Lappen für gewisse Fälle seine Vorteile, so z.B. beim plastischen Verschluß von Gewebsdefekten im Bereich der Unterschenkel. Wo dieser einen *dicken Weichteillappen* mit Fettpolster erfordert (Schienbein), läßt sich aus der anderen Wade ein Cross-leg-Lappen entnehmen, dessen Stiel auf der Wundseite durch einen *freien* Hautlappen provisorisch verschlossen wird. Nach Einheilung des Lappens wird der gethierschte Stiel entweder wieder in seinen Mutterboden zurückverpflanzt oder zum transplantierten Teil herübergenommen. In beiden Fällen muß angefrischt, d.h. der eingeheilte Thiersch-Lappen wieder ausgeschnitten werden.

Für diese *temporären Epithelisierungen* kommen natürlich nur *dünne* (d.h. eigentliche Thiersch-) Lappen in Frage, denn sie heilen leichter an, ermöglichen eine raschere Abheilung der Entnahmestelle und erfüllen zudem die provisorische Funktion des Wundverschlusses ebensogut wie *dicke* Lappen.

Auch bei der *Bildung von Rundstiellappen* sind in gewissen Fällen freie Hautüberpflanzungen notwendig, und zwar an Körpergegenden, an denen nach Ausschneidung des Hautstreifens ein primärer Wundverschluß zu große Spannung verursacht. Dies ist oft an der *Innenseite des Oberschenkels* der Fall. Der hier

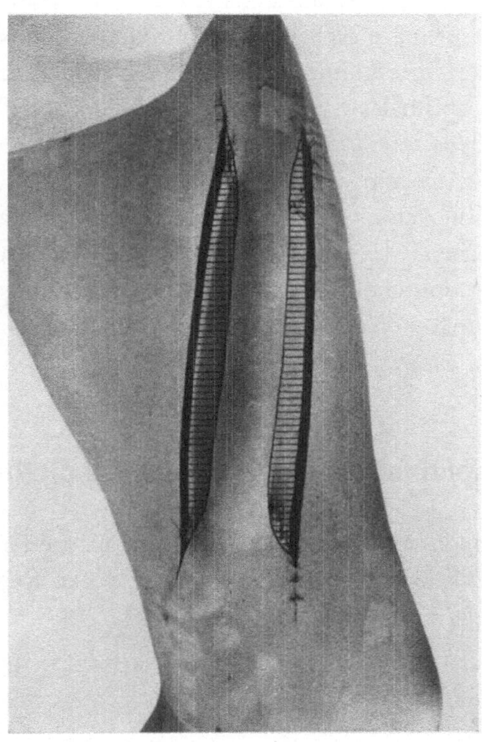

Abb. 45. Die freie Hauttransplantation im Dienste der Rundstiellappenbildung. An Stellen mangelnden Hautüberschusses (Innenseite des Oberschenkels) wird die Entnahmestelle durch einen dicken Epidermislappen gedeckt (schraffierte Zone)

gebildete *Rundstiellappen* hat seine eigene Indikation, und zwar zur Deckung von Defekten am anderen Bein, ferner für die Plastik klaffender Blasen-Scheidenfisteln. Die Wiedervereinigung der Hautränder ist auf der Innenseite des Oberschenkels stets mühsam. Wo sie erzwungen wird, da ist mit Hautnekrosen an den Rändern und mit Zirkulationsstörungen im Rundstiel selbst zu rechnen: Durch die übermäßige Spannung der Haut wird die Blutzufuhr nach den Fußpunkten des Rundstiels gedrosselt. In solchen Fällen hilft das freie Hauttransplantat über die Schwierigkeit hinweg: Es wird ein der Breite des ausgeschnittenen Lappens entsprechender Spalthautlappen in den Defekt eingesetzt. Dadurch behält die Haut überall ihre normalen Spannungsverhältnisse (Abb. 45).

Auch in Fällen, in denen sich der Rundstiellappen selbst nicht völlig verschließen läßt, kann die Aufpflanzung von Thiersch-Lappen notwendig werden. Aus Gründen der Gefäßversorgung ist nämlich bei der Bildung von Rundstiellappen die subcutane Fettschicht *als Ganzes intakt zu lassen*, d.h. der auszuschneidende Hautfettstreifen muß bis auf die Fascie reichen. Ist die Fettschicht sehr dick, so muß der Hautstreifen genügend breit ausgeschnitten werden, damit er sich ohne Spannung einrollen und verschließen läßt. Wo aber der Verschluß (bei zu schmal geschnittenen Lappen) auf Schwierigkeiten stößt, da soll keinesfalls die primäre Naht erzwungen werden. In diesem Falle soll man sich nicht scheuen, die Wundränder klaffen zu lassen, und zwar so weit, als es zur Schaffung optimaler Spannungsverhältnisse nötig ist. Der Defekt wird durch ein *freies Hauttransplantat* verschlossen, und zwar werden für diese Fälle mitteldicke Spalthautlappen gewählt.

Die temporäre Thierschung granulierender Wunden hat mit der Entwicklung der plastischen Chirurgie ihre besondere Bedeutung erlangt. Sie kommt — allgemein gesprochen — überall da zur Anwendung, wo die lokalen Verhältnisse einen primären Wundverschluß bzw. die Aufpflanzung des definitiven Lappenmaterials *zunächst* nicht gestatten.

5. Freie Hauttransplantationen an speziellen Lokalisationen

Bestimmte Körperstellen verlangen bei der Aufpflanzung freier Hautlappen eine besondere Technik bzw. Berücksichtigung gewisser Regeln, weshalb sie in besonderen Kapiteln zu besprechen sind.

a) Kopfschwarte

Das Schädeldach eignet sich vorzüglich zu Hautaufpflanzungen. Seine ebenmäßige Beschaffenheit und gleichmäßig konsistente Unterlage ermöglichen eine ausgezeichnete Adaptierung der Lappen, beispielsweise bei *traumatischen Skalpierungen* des Haarbodens. Verletzungen durch Transmissionsriemen verursachen nicht selten eine Abtragung des gesamten Haarbodens oder ausgedehntester Teile desselben. Die plastische Deckung wird zumeist *sekundär*, d.h. auf die granulierende Wunde vorgenommen. Wo noch intakter Haarboden vorhanden — besonders bei Frauen —, kann u.U. aus kosmetischen Gründen die Verschiebung desselben an geeignete Stelle in Frage kommen. Dabei wird dieser entweder als gestielter Lappen an die gewünschte Stelle gebracht, oder — an 2 Seiten gestielt — als „Brückenlappen" verschoben. Derartige, meist ausgedehnte Lappenplastiken dürfen naturgemäß nur auf keimarmem oder aseptischem Wundgrunde vorgenommen werden, eine Bedingung, die bei granulierender Wunde nicht immer gegeben ist. Das beste Mittel, aseptische Verhältnisse zu schaffen, ist die *temporäre Thierschung*. Später kann in zweiter Sitzung die plastische Verschiebung des Haarbodens durch entsprechend gestielte Lappen erfolgen.

Bei *frischen* Verletzungen (akzidentellen Wunden) der Kopfschwarte verbieten sich im allgemeinen größere gestielte Lappenplastiken, dagegen kommt u. U. die schon *primär* ausgeführte Thierschung in Frage, sofern durch die Wundtoilette „saubere" Verhältnisse geschaffen werden konnten. Wo die Schädelkalotte bloßliegt, muß die Bildung einer Granulationsfläche abgewartet werden, was durch Anlegung multipler kleiner Bohrlöcher gefördert werden kann oder durch Aufmeißelung der Tabula externa.

Auch *Verbrennungen und Verätzungen* können zu ausgedehnten Skalpierungen Anlaß geben, wobei der Haarboden meist unwiederbringlich verlustig geht.

Wie diese unliebsamen Beeinträchtigungen der persönlichen Integrität überbrückt werden können, hat Morestin so schön beschrieben: «Il s'agissait d'un homme qui avait été la victime d'un attentat au vitriol, sa femme lui ayant copieusement arrosé le cuir chevelu avec de l'acide sulfurique. Plusieures séances de greffes furent necessaires. Mais enfin au bout de quelques mois, la cicatrisation complète fut obtenue. Le sujet porte une perruque; il a pu reprendre une existence active, et, même mal corrigé par sa première aventure, il a éprouvé le besoin de se remarier.» [110].

b) Augenlider-Orbita

Für das *Oberlid* bedarf es zarter Haut, die sich in Falten legt, weshalb höchstens *mitteldicke* Lappen verwendet werden. Das *Unterlid* dagegen hat Stützfunktion und daher eignen sich hier besser *dickere* Lappen. Die Unterlidplastik ist das klassische Beispiel der Anwendung von Lawson-Wolfe-Krause-Lappen, die mit dem Messer aus der Retroauriculargegend entnommen werden. Die Haut entspricht an dieser Stelle in ihren Eigenschaften den Verhältnissen an der Unterlidgegend am besten.

Die Lappen müssen für die Lidplastik ganz besonders *groß* bemessen werden, und zwar *um so größer, je dünner der Lappen ist*. Bei echten Thiersch-Lappen (die nur für das Oberlid in Frage kommen) müßte der Lappen doppelt so groß bemessen werden, als es der gewünschten Größe nach Einheilung entspricht. Am besten eignet sich jedoch ein dünner „*medium graft*" (mitteldicker Spalthautlappen).

Zur Aufpflanzung des Lappens wird das *Oberlid* mit 3 Haltefäden heruntergezogen und so fixiert, daß das Auge für die Zeit der Anheilung geschlossen bleibt. Auf den Lappen wird eine mit $1/2\%$igem Borwasser getränkte Gaze aufgelegt und eine *sehr mäßige* Kompression ausgeübt. Durch Aufträufeln von Borwasser wird der Verband leicht feucht gehalten. Nach 3—4 Tagen kann er entfernt und das Lid freigegeben werden.

Beim *Unterlid* wird in ähnlicher Weise vorgegangen: Es wird nach oben gestreckt, jedoch nicht durch Zug von Haltefäden, sondern durch Anlegen eines Stent-Abgusses, der leicht komprimierend den Unterlidrand hochhält.

Die Auskleidung der *Orbitalhöhle* (nach Enucleation) zum Zwecke der Einsetzung einer Augenprothese geschieht mit einem mittleren Spalthautlappen, der vor Decubitus schützt. Eine entsprechend geformte Stent-Masse wird mit einem Hautlappen überzogen, Wundseite nach außen, und in die angefrischte Augenhöhle eingelegt. Über dem Ganzen werden die Augenlider verschlossen. Einzelheiten der Technik würden den Rahmen dieser Darstellung überschreiten, weshalb auf spezielle Lehrbücher bzw. Originalarbeiten verwiesen wird.

c) Vagina

Bei der operativen Behandlung der kongenitalen *Vagina-Atresie bzw. -Aplasie* wird nach denselben Prinzipien verfahren: Eine neu kreierte Höhle wird mit einem freien Hautlappen ausgekleidet. Dieser wird mit der Wundseite nach außen auf eine entsprechend geformte Prothese aufgezogen und das Ganze in die frisch geschaffene Wundhöhle eingelegt. Am geeignetsten sind *mitteldicke* Spalthautlappen, die aus einer möglichst haarfreien Gegend entnommen werden. Am besten eignen sich die *Innen*seiten des Oberschenkels oder Oberarmes. Der reine Thiersch-Lappen schrumpft zu stark und der allzu dicke Vollhautlappen gibt eine zu wenig geschmeidige Haut.

Als Form kann Stent-Masse benützt werden, besser jedoch ist ein von Owens [117] ausgearbeitetes Verfahren, wonach zwei ineinander passende *Pyrex-Glas-Formen* verwendet werden. Auf dem äußeren, vorne offenen Zylinder wird der Hautlappen aufmontiert. In diese Form hinein paßt ein zweiter Pyrex-Glas-Zylinder, der zur Fixierung dient: Er trägt vorne einen Ring, durch welchen die Befestigung am Körper ermöglicht wird. Das durchsichtige Material hat den Vorteil, daß die Anheilung jederzeit durch Entfernung des inneren Glaszylinders beobachtet und kontrolliert werden kann. Nach 10 Tagen wird das Stützglas zum erstenmal entfernt und eine vorsichtige Spülung vorgenommen. Um Schrumpfungen zu vermeiden, ist das Stützglas jedoch mit Intervallen noch während der Dauer von mindestens 6 Monaten zu tragen.

d) Männliche Genitalien

Die Häufung von Verkehrsunfällen und Kriegsverletzten brachte eine besondere Verletzungsart mit sich, bei welcher Hoden und Penisschaft ihres Hautüberzuges u.U. völlig beraubt werden. Während die Scrotalhaut am besten durch gestielte Lappen aus den benachbarten Oberschenkeln ersetzt wird, eignen sich für den Penisschaft am besten mitteldicke Spalthautlappen. Wo ausgedehnte Lappen aufgepflanzt werden müssen, da bedarf es natürlich einer besonderen Verbandstechnik, um einen allseitigen gleichmäßigen Druck auf das Transplantat zu gewährleisten. Die originellste Idee stammt von R. D. Rawson u. S. Kirschbaum [126a]: Man faßt den Penis in zwei dicke Schwammgummiplatten, die an den gegenüberliegenden Flächen spiegelbildliche Einkerbungen tragen, deren Volumina dem Penisschaft entsprechen. Die Hautlappen können auf diese Weise durch gleichmäßigen milden Druck auf die Unterlage gepreßt werden. Die Autoren nennen ihr Verfahren nicht ganz zu Unrecht „Sandwich-Method".

e) Ulcus cruris und Elephantiasis der Unterschenkel

Die Behandlung des Ulcus cruris mit Hautüberpflanzung stellt nur einen Teil des therapeutischen Planes dar. Der Verschluß der Wunde ist jedoch eine wichtige Voraussetzung, da erst nach Beseitigung der offenen Wunde mit ihren Entzündungserscheinungen, ihrer Ödembereitschaft usw. die Voraussetzungen

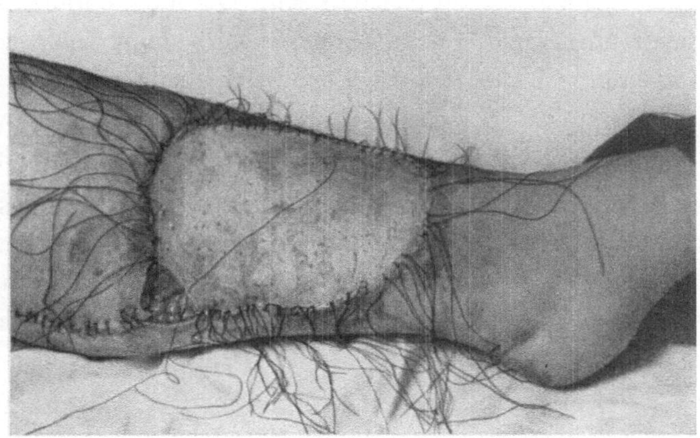

Abb. 46. Ulcus cruris. Breite Ausschneidung im Gesunden und Ersatz durch mittleren Spalthautlappen. Genaue Adaptierung der Hautränder durch zahlreiche Knopfnähte (erleichtert die Anheilung und verschönert die Narbe). Dem Lappen wird eine leichte Flächenspannung verliehen

für eine bessere venöse Blutzirkulation gegeben sind. Auch lassen sich operative Eingriffe am Venensystem nicht durchführen, solange ein Geschwür besteht. Es gilt daher, die Wunde so rasch als möglich zum Verschluß zu bringen.

Die *spontane* Überhäutung erfordert viel Zeit und Geduld und liefert außerdem ein minderwertiges Narbenepithel, das sich bei der nächsten Gelegenheit und der geringsten mechanischen Beanspruchung wieder loslöst. Die Hautüberpflanzung liefert ungleich *besseren* Hautersatz.

Das Schwierigste ist, einen gesunden Wundgrund zu bekommen, der die Anheilung einigermaßen sicherstellt. Oft liegen grobe, glasige und cyanotische Granulationen vor, die sich schwerlich in gesunde umwandeln lassen. Die *Ausschneidung der Wunde* führt daher am raschesten und sichersten zum Ziel. Die umgebende, livide und pigmentierte Haut, die meist z.T. narbig umgewandelt ist, wird mitentfernt. Owens empfiehlt sogar, die tiefe Fascie mit abzutragen, um einen besseren Anschluß an die darunterliegende Blutzirkulation zu erhalten. Der genannte Autor entfernt alles Gewebe bis auf die Muskeln und Sehnen und verpflanzt mitteldicke Epidermislappen unmittelbar nach der Excision.

Hochlagerung ist selbstverständliche Voraussetzung. Es empfiehlt sich, eine L-Schiene anzulegen, die den Fuß vollständig ruhigstellt, da sich sonst der Wundgrund durch das Muskel- und Sehnenspiel dauernd unter dem Hautlappen verschiebt.

Wo man eine weitgehende Excision der Wunde nicht wagen will, da wird nach Abtragung der Granulationen die Wunde mit feuchten Kompressen (z. B. Chloramin $^1/_2$%ig) behandelt. Hier tritt vor allem auch der *Druckverband* in sein Recht. Zweckmäßig ist hier die Verwendung einer Schwammgummiunterlage, die entsprechend der Wundgröße ausgeschnitten wird.

Auch bei sorgfältigster Wundbehandlung wird stets im besten Falle ein mäßig tauglicher Pflanzgrund zu erhalten sein. Die Verwendung von *dünnen* Lappen ist daher am Platze. Diese können nach einiger Zeit wieder ausgeschnitten und durch dickere ersetzt oder überthierscht werden.

Wo eine genügende Säuberung der Wunde aus irgendeinem Grunde nicht gelingt, da verwende man die leichter anheilenden Reverdin-Läppchen, deren Verbandstechnik schon beschrieben wurde (s. unter Reverdin-Plastik). Ihres minderwertigen Dauerresultates wegen ist die Reverdin-Plastik — ganz besonders beim Ulcus cruris — ebenfalls nur als *provisorische* Deckung aufzufassen. In keinem Falle sollte unterlassen werden, später die „Reverdin-Haut" durch einen mittel- bis dreivierteldicken Epidermislappen zu ersetzen.

Wo nicht eine genügend lange und sorgfältige Nachbehandlung durchgeführt wird, da werden die schönsten Resultate wieder zunichte gemacht, denn die überpflanzte Haut darf nicht allen Fährnissen einer noch nicht umgestellten venösen Blutzirkulation ausgesetzt werden. Es sind daher Zinkleimverbände anzulegen, die alle 10—14 Tage zu erneuern und mehrere Monate zu tragen sind. Dazwischen werden während 8—10 Tagen sog. *Schaeppi-Bäder* genommen: In ein warmes Sitzbad werden 400,0 g Na-Bicarbonat sowie 80,0 g Alaun gebracht. Die Wirkung beruht auf Anregung der Blutzirkulation. Nach den *täglichen* Bädern werden die Beine in elastische Binden eingewickelt.

Im allgemeinen kann erst nach einer 5—6 Monate dauernden Nachbehandlung bzw. Rücksichtnahme auf die Zirkulationsverhältnisse mit einer endgültigen Konsolidation der transplantierten Haut gerechnet werden. Owens u. a. scheuen sich u. U. nicht, über ausgedehnte Partien des Unterschenkels ganze Zylinder von Haut samt Subcutis bis auf die Muskelschicht abzutragen, indem sie über die Ausschneidung des eigentlichen Ulcus hinausgehen und präventiv das ulcusgefährdete Terrain ausmerzen.

Nach dem gleichen Grundsatz empfehlen Blocker [17] u. a., bei der *Elephantiasis* des Unterschenkels vorzugehen. Dabei wird vom Knie bis einschließlich Fußdorsum das gesamte Haut- und Subcutangewebe ringsum bis auf die Muskelschicht entfernt. Die zur Überpflanzung benötigte Haut wird zuvor mit dem Dermatom vom befallenen Unterschenkel selbst entnommen. Bezüglich Einzelheiten der Technik sei auf die Originalarbeiten verwiesen.

Literaturverzeichnis

Freie Autotransplantation der Haut

1. Algire, G. H., Legallais, F. Y.: Recent developments in the transparent-chamber technique as adapted to the mouse. J. nat. Cancer Inst. (Bethesda) **10**, 225 (1949).
2. Allgöwer, M., Siegrist, J.: Verbrennungen. Berlin-Göttingen-Heidelberg: Springer 1957.
3. Andina, F.: Die freien Hauttransplantationen einschließlich der Frage der Homo-Transplantation. Ergebn. Chir. Orthop. **38**, 177 (1953).
4. — Freie Hauttransplantation bei schwerer elektrischer Verbrennung von Kopf und Bein, bei völligem Verlust der Kopfschwarte, sowie der Tabula externa. Langenbecks Arch. klin. Chir. **289**, 641 (1958).
5. — Über die Wahl der Lappendicke bei der Transplantation nach Thiersch. 12me Congr. de la Soc. Int. de Chir. Londres 1947, Bruxelles 1948, p. 867.
6. — Über die freien Hauttransplantationen (Indikationen für die verschiedenen Lappendicken). Helv. chir. Acta **19**, 378 (1952).
7. Argamaso, R. V., Wisemann, G. M.: The use of combined hyperbaric oxygen and polymyxin B in the treatment of pseudomonas infections in mice. Plast. reconstr. Surg. **40**, 81 (1967).
8. Barker, D.: Vacuotome, a new machine of obtaining split thickness skin grafts. Plast. reconstr. Surg. **3**, 492 (1948).
9. — Pigment changes in experimental whole thickness skin grafts. Arch. Path. **44**, 163 (1947).
10. — Cutting skin grafts with the vacuotome. Plast. reconstr. Surg. **5**, 188 (1950).
11. — Skin thickness in the human. Plast. reconstr. Surg. **7**, 115 (1951).
12. Baronio, G.: Degli innesti animali. Milano: Dalla stamperia e fonderia del Genio 1804.
13. Baxter, H.: Complete avulsion of skin of penis and scrotum. Plast. reconstr. Surg. **4**, 508 (1949).
14. Bier, A.: Die Regeneration der Haut. Dtsch. med. Wschr. **2**, 1121 u. 1209 (1918).
15. Blair, V. P.: Surgery and diseases of the mouth and jaws. St. Louis: C. V. Mosby Co. 1912.
16. — Brown, J. B.: Use and uses of large split skin grafts of intermediate thickness. Surg. Gynec. Obstet. **49**, 82 (1929).
17. Blocker, T. G.: Surgical treatment of elephantiasis of lower extremities. Plast. reconstr. Surg. **4**, 407 (1949).
18. — Lewis, S. R., Kirby, E. J., Levin, W. C., Perry, J. E., Blocker, V.: In: Research in burns, p. 121, ed. by C. P. Artz. Philadelphia: F. A. Davis Co. 1962.
19. Blumer: Freie Cutisplastik zum Verschluß des großen Bauchdeckenbruches. Chirurg **19**, 71 (1948).
20. Boering, G., Huffstadt, A. J. C.: The use of derma-fat-grafts in the face. Brit. J. plast. Surg. **20**, 172 (1967).
21. Braithwaite, F., Moore, F. T.: Brit. J. plast. Surg. **1**, 81 (1948).
22. Braun, W.: Klinisch-histologische Untersuchungen über die Anheilung ungestielter Hautlappen. Bruns' Beitr. klin. Chir. **25**, 211 (1899).
23. — Zur Technik der Hautpfropfung. Zbl. Chir. **47**, 1555 (1920).
24. — Demonstrationen von Hautpfropfungen. Zbl. Chir. **56**, 1952 (1929).
25. — Hautpfropfung. Zbl. Chir. **61**, 1296 (1934).
26. Bromberg, B. E.: Recovery in pseudomonas septicemia. Plast. reconstr. Surg. **39**, 234 (1967).

27. Brown, J. B.: The repair of surface defects of the hand. Ann. Surg. **6**, 107 (1938).
28. — Epithelial healing in the transplantations of skin. Ann. Surg. **6**, 115 (1942).
29. — Massive repair of burns with thick split skin grafts. Ann. Surg. **4**, 115 (1942).
30. — Rehabilitation of patients with deep burns. J.A.M.A. **148**, 1405 (1952).
31. — McDowell, F.: Skin grafting. Philadelphia: Lippincott Co. 1949.
32. — — Skin grafting. Philadelphia: Lippincott Co. 1958.
33. Calnan, Innes: Exposed delayed primary skin grafts: A clinical investigation. Brit. J. plast. Surg. **10**, 11 (1957).
34. Cannaday, J. E.: The use of the cutis graft in the repair of certain types of incisional herniae and other conditions. Ann. Surg. **115**, 775 (1942).
35. Cobbett, J.: A modification of the Braithwaite knife. Brit. J. plast. Surg. **21**, 216 (1968).
36. Cochrane, T.: The low temperature storage of skin: A preliminary report. Brit. J. plast. Surg. **21**, 118 (1968).
38. Climo, S.: Dermal bleeding and delay operation. Plast. reconstr. Surg. **8**, 59 (1951).
39. Constable, J. D., Morris, P. J., Burke, J. F.: Asorption pattern of silver nitrate from open wounds. Plast. reconstr. Surg. **39**, 342 (1967).
40. Converse, J. M., Ballantyne, D. L.: Distribution of diphosphopyridine nucleotide diaphorase in rat skin autografts and homografts. Plast. reconstr. Surg. **30**, 415 (1962).
41. — Campbell, R. M., Watson, W. L.: Repair of large radiation ulcers situated over the heart and the brain. Ann. Surg. **133**, 95 (1951).
42. — Rapaport, F. T.: The vascularization of skin autografts and homografts; an experimental study in man. Ann. Surg. **143**, 306 (1956).
43. — Robb-Smith, A. H. T.: The healing of surface cutaneous wounds; its analogy with the healing of superficial burns. Ann. Surg. **120**, 873 (1944).
44. — Uhlschmid, G. K., Ballantyne, D. L., Jr.: Plasmatic circulation in skin grafts, the phase of serum imbibition. Plast. reconstr. Surg. **43**, 495 (1969).
45. Conway, H.: Arteriosclerosis, age and the transplantation of tissue. Plast. reconstr. Surg. **26**, 558 (1960).
46. — Joslin, D., Stark, R. B.: Observation on the development of circulation in skin grafts. Part I and II (Tissue chamber technique). Plast. reconstr. Surg. **8**, 194, 312 (1951).
47. Davis, J. S., Kitlowski, E. A.: Regeneration of nerves in skin grafts and skin flaps. Amer. J. Surg. **24**, 501 (1934).
48. Davis, L.: The return of sensation to transplanted skin. Surg. Gynec. Obstet. **59**, 533 (1934).
49. Davis, D. M.: Plastic surgery, its principles and practice. Philadelphia 1919.
50. Davis, J. S.: The story of the plastic surgery. Ann. Surg. **113**, 5 (1941).
51. Dieffenbach, J. F.: Nonnulla de Regeneratione et Transplantatione. Dissertatio inauguralis. (Herbipoli 1822, 8. Typis Richterianis.)
52. Dominguez, O., Bains, J. W., Lynch, J. B., Lewis, S. R.: Treatment of burns with silver nitrate versus exposure method: Analysis of 200 patients. Plast. reconstr. Surg. **40**, 489 (1967).
53. Enderlen: Über das Verhalten der elastischen Fasern in Hautpfropfungen. Langenbecks Arch. klin. Chir. **55**, 764 (1897).
54. Entin, M. A., Baxter, H.: Experimental and clinical study of histopathology and pathogenesis of graduated thermal burns in man. Plast. reconstr. Surg. **6**, 352 (1950).
55. Farmer, A. W., Franks, W. R., Young, D. M., Maxmen, M., Chasmar, L. R.: Effect of early excision of experimental burns. Brit. J. plast. Surg. **7**, 289 (1955).
56. Figi, F. A.: Plastic surgery of the eyelids. Plast. reconstr. Surg. **5**, 403 (1950).
57. Fischl, Robert A.: Skin grafting: A new technique. Brit. J. plast. Surg. **28**, 435 (1965).
58. Folkerts, J. F., Sneep, A. J., Meijling, H. A.: A comparative investigation on the return of sensations to skin grafts. In: Biemond, A. (ed.), Recent neurological research. Amsterdam: Elsevier Publ. Co. 1959.
59. Frey, M. von: Beiträge zur Sinnesphysiologie der Haut. Ber. Verh. k.-sächs. Ges. Wiss. **47**, 166 (1895).
60. Furnas, D. W.: Freehand technique of cutting one-piece split-skin grafts from avulsed or excised skin and fat. Plast. reconstr. Surg. **39**, 497 (1967).

61. Garrè, C.: Über die histologischen Vorgänge bei der Anheilung der Thierschschen Transplantationen. Bruns' Beitr. klin. Chir. **4** (1889).
62. Gebauer, P. W.: Plastic reconstruction of tuberculous bronchostenosis with dermal grafts. J. thorac. Surg. **19**, 604 (1950).
63. Georgiade, N., Lucas, M., Georgiade, R., Garrett, W.: The use of new potent topical antibacterial agent for the control of infection. Plast. reconstr. Surg. **39**, 349 (1967).
64. Georgiade, N. G.: The surgical correction of temporomandibular joint dysfunction by means of autogenous dermal grafts. Plast. reconstr. Surg. **30**, 68 (1962).
65. — Altany, F., Pickrell, K.: An experimental and clinical evaluation of autogenous dermal grafts used in the treatment of temporomandibular joint ankylosis. Plast. reconstr. Surg. **19**, 321 (1957).
66. Gibson, Thomas, Tough Scott: The surgical correction of chronic lymphoedema of the legs. Brit. J. plast. Surg. **7**, 195 (1954).
67. Gillies, Sir Harold, Douglas, A., Campbell Reid: Autograft of the amputated digit. Brit. J. plast. Surg. **7**, 338 (1955).
68. Gillmann, T., Penn, J., Bronks, D., Roux, M.: Reactions of healing wounds and granulation tissue in man to auto-Thiersch, autodermal and homodermal grafts. Brit. J. plast. Surg. **6**, 153 (1953).
69. Gnudi, M. T., Webster, J. P.: The life and times of G. Tagliacozzi. New York: Reichner 1950.
70. Guttmann, L.: Frage der Wiederherstellung der Schweißdrüsenfunktion in Hauttransplantaten. Derm. Z. **77**, 73 (1938).
71. — Management of quinizarin sweat test. Postgrad. med. J. **23**, 353 (1947).
72. Hagstrom, W. J., Jr., Landa, J. F. St., Elstrom, J. A., Stuteville, O. H., Beers, M. D.: The use of a homostatic agent as a definitive dressing in the management of the donor sites in partial thickness skin grafts. Plast. reconstr. Surg. **39**, 628 (1967).
73. Hereforth, L., Schäfer, P.: Bestimmung des Verlaufs der Revaskularisation von Hauttransplantaten durch radioaktive Messungen mit dem Leuchtmassenzähler. Naunyn-Schmiedebergs Arch. exp. Path. Pharmak. **216**, 317 (1952).
74. Herxheimer, G.: Grundriß der pathologischen Anatomie. München: Bergmann 1932.
75. Hirshowitz, B., Adler, D.: Split skin graft covering lung, pericardium and diaphragm. Plast. reconstr. Surg. **40**, 63 (1967).
76. Hübscher, W.: Beiträge zur Hautverpflanzung nach Thiersch. Bruns' Beitr. klin. Chir. **4**, 395 (1888).
77. Hutchison, J., Tough, J. S., Wyburn, G. M.: Regeneration of sensation in grafted skin. Brit. J. plast. Surg. **2**, 82 (1949).
78. Hynes, W.: The skin-dermis graft as an alternative to the direct or tubed flap. Brit. J. plast. Surg. **7**, 97 (1954).
79. — The early circulation in skin grafts. Brit. J. plast. Surg. **6**, 257 (1954).
80. — The treatment of pigmented moles by shaving and skin graft. Brit. J. plast. Surg. **9**, 47 (1956).
81. — The treatment of scars by shaving and skin graft. Brit. J. plast. Surg. **10**, 1 (1957).
82. — The early circulation in skin grafts with a consideration of methods to encourage their survival. Brit. J. plast. Surg. **6**, 257 (1954).
83. Jackson Douglas: A clinical study of the use of skin homografts for burns. Brit. J. plast. Surg. **7**, 26 (1954).
84. Jackson, D.: Extensive burns. Modern trends in plast. surg. **1**, 79. Butterworth 1964.
85. — Topley, E., Cason, J. S., Lowbury, E. J.: Excision and grafting of large burns. Ann. Surg. **152**, 167 (1960).
86. Juzbasic, D., Pripic, J.: Clinical and experimental experience with corium grafts. Brit. J. plast. Surg. **18**, 306 (1965).
87. Kernwein, G. A.: Recovery of sensation in split thickness skin grafts. Arch. Surg. **56**, 459 (1948).
88. Kluzak, R., Titlbach, M.: Autoresorption of non autogenous transplants: Contribution to the problem of the possibility of graft adaption. Plast. reconstr. Surg. **39**, 512 (1967).
89. Krause, Fedor: Über die Transplantation großer ungestielter Hautlappen. Chir. Kongr. Verh. **2**, 46 (1893).

90. Kredel, F. E., Phemister, D. B.: Recovery of sympathetic nerve function in transplants. Arch. Neurol. Psychiat. (Chic.) **42**, 403 (1939).

91. Lawson, G.: On the transplantation of skin for the closure of large granulating surfaces. Trans. clin. Soc. Lond. **4**, 49 (1872).

92. Lexer, E.: Die freien Transplantationen. Teil I. Neue deutsche Chirurgie, Bd. 26a. Stuttgart: Enke 1919.

93. — Die freien Transplantationen. Teil II. Neue deutsche Chirurgie, Bd. 26b. Stuttgart: Enke 1924.

95. — 20 Jahre Transplantationsforschung. Langenbecks Arch. klin. Chir. **138** (1925).

96. — Die gesamte Wiederherstellungschirurgie, Bd. I. Leipzig: Barth 1931.

97. Lipshutz, H.: The air drill with diamond abrader: A new, useful adjunct for dermo-abrasion. Plast. reconstr. Surg. **39**, 5 (1967).

98. Löfgren, L.: Recovery of nervous functions in skin transplants with special reference to the sympathetic functions. Acta chir. scand. **102**, 229 (1952).

99. Loewe, O.: Über Haut-Implantation an Stelle der freien Faszienplastik. Münch. med. Wschr. **60**, 1320 (1913).

100. Lowbury, E. J. L.: Advances in the control of infections in burns. Brit. J. plast. Surg. **20**, 211 (1967).

101. Marchand, F.: Der Prozeß der Wundheilung mit Einschluß der Transplantationen. Dtsch. Chir. **16**, 404 (1901).

102. Masshoff, W.: Die physiologische Regeneration. In: Handbuch der allgemeinen Pathologie von F. Büchner, E. Letterer, F. Roulet. Berlin-Heidelberg-New York: Springer 1955.

103. Maximow, A.: Experimentelle Untersuchungen über die entzündliche Neubildung von Bindegewebe. Zieglers Beitr. path. Anat., Suppl. **5**, 262 (1902).

104. May, H.: Reconstruction of scrotum and skin of penis. Plast. reconstr. Surg. **6**, 134 (1950).

105. McGregor, I. A.: The regeneration of sympathetic activity in grafted skin as evidenced by sweating. Brit. J. plast. Surg. **3**, 12 (1950).

106. — Conway, H.: Development of lymph flow from autografts and homografts of skin. Transplant. Bull. **3**, 46 (1956).

107. Medawar, P. B.: In: Preservation and transplantation of normal tissues, ed. by G. E. W. Wolstenholme and M. P. Cameron. London: J. & A. Churchill 1954.

108. Meek, C. P.: Successful microdermagrafting using the Meek-wall microdermatome. Amer. J. Surg. **96**, 557 (1958).

109. Mehra, N. C.: Skin seed graft forceps. Brit. J. plast. Surg. **21**, 329 (1968).

110. Morestin, H.: Greffes et transplantations dans la Chirurgie réparatrice. (Chirurgien de l'Hôpital Saint-Louis, Paris.)

111. Napier, J. R.: The return of pain sensibility in full thickness grafts. Brain **75**, 147 (1952).

112. Noesske, K.: Klinische und histologische Studien über Hautverpflanzung, besonders über Epithelaussaat. Dtsch. Z. Chir. **83**, 214 (1906).

113. Ollier, L.: Greffes cutanées ou autoplastiques. Bull. Acad. Méd. (Paris) **1**, 243 (1872).

114. — Des greffes autoplastiques obtenues par la transplantation de larges lambeaux dermiques. C. R. Acad. Sci. (Paris) **126**, 1252 (1898).

115. — Des modifications subies par les lambeaux dermiques dans la greffe autoplastique. C. R. Acad. Sci. (Paris) **126**, 19, 1316 (1898).

116. — Des greffes autoplastiques pour réparer les vastes pertes de substance de peaux. Bull. Acad. Méd. (Paris) **39** (1898).

117. Owens, N.: Simplified method for formation of an artificial vagina by split skin graft. Surgery **12**, 139 (1942).

118. — A suggested Pyrex form for support of skin grafts in the construction of an artificial vagina. Plast. reconstr. Surg. **1**, 350 (1946).

119. Padgett, E. C.: Calibrated intermediate skin grafts. Surg. Gynec. Obstet. **69**, 799 (1939).

120. — Skin grafting and the "three-quarter-thickness" skin graft for prevention and correction of cicatricial formation. Ann. Surg. **113**, 1035 (1941).

121. — Full-thickness skin graft in the correction of soft tissue deformities. J. Amer. med. Ass. **98**, 18 (1932).

122. Padgett, E. C.: Indications for determination of the thickness for split skin grafts. Amer. J. Surg., N.S. **72**, 683 (1946).
123. Peer, L. A.: Cell survival theory versus replacement theory. Plast. reconstr. Surg. **16**, 161 (1955).
124. — Paddock, R.: Histologic studies on fate of deeply implanted dermal grafts. Arch. Surg. **34**, 268 (1937).
125. Pontén, B.: Grafted skin: Observations on innervation and other qualities. Acta chir. scand., Suppl. No 257 (1960).
126. Psillakis, J. M.: Lymphatic vascularization of skin grafts. Plast. reconstr. Surg. **43**, 287 (1969).
126a. Rawson, R. D., Kirschbaum, S.: Sandwich Method for immobilization of skin graft for loss of penile skin. Plast. Reconstr. Surg. **6**, 234 (1950).
127. Reese, J. D.: Dermatape: a new method for management of split skin grafts. Plast. reconstr. Surg. **1**, 98 (1946).
128. Rehn, E.: Das kutane und subkutane Bindegewebe als plastisches Material. Münch. med. Wschr. **61**, 118 (1914).
129. Reverdin, J. L.: Greffe epidermique. Bull. Soc. Imp. Chir. Paris **10**, 493 (1869).
130. Risdon, F.: The eyelid and socket surgery. Plast. reconstr. Surg. **3**, 454 (1948).
131. Rous, P.: The activation of skin grafts. J. exp. Med. **83**, 5 (1946).
132. Routledge, R. T.: The surgical problem of local post-irradiation effects. Brit. J. plast. Surg. **7**, 134 (1954).
133. Salisbury, R. B.: Use of the mesh skin graft in treatment of massive casualty wounds. Plast. reconstr. Surg. **40**, 161 (1967).
134. Sandison, J. G.: A new method for the microscopic study of living growing tissues by the introduction of a transparent chamber in the rabbit's ear. Anat. Rec. **28**, 281 (1924).
135. Sano, M. E., Holland, C. A., Babcock, W. W.: The use of the coagulum-contact method in surgery. Surg. Clin. N. Amer. **23**, 1673 (1943).
136. Sanvenero-Rosselli, G.: Chirurgia plastica della faccia. Milano: Ed. Vallardi 1945.
137. Schäfer, P.: Die Dicke von Hauttransplantaten als Bedingung für die erfolgreiche Anheilung bei freier autoplastischer Transplantation. Virchows Arch. path. Anat. **317**, 484 (1949).
138. Schöne, G. E.: Über Tiefenwachstum des Epithels nach Thiersch verpflanzter Epidermisläppchen. Bruns' Beitr. klin. Chir. **95**, 317 (1915).
139. Sheehan, J. E.: The plasma fixation of skin grafts. Plast. reconstr. Surg. **1**, 317 (1946).
140. Serafini, G.: Treatment of burn scars in the face by dermabrasion and skin grafts. Brit. J. plast. Surg. **15**, 308 (1962).
141. Sinclair, D. C., Weddell, G., Zander, E.: The relationship of cutaneous sensibility to neurohistology in the human pinna. J. Anat. (Lond.) **86**, 402 (1952).
142. Smahel, J.: The problem of revascularization of free skin autografts. Acta Chir. plast. **11**, 78 (1969).
143. Smith, F.: A rational management of skin grafts. Surg. Gynec. Obstet. **42**, 556 (1926).
144. Straatsma, C. R.: Use of the dermal graft in the repair of small saddle defects of the nose. Arch. Otolaryng. **16**, 506 (1932).
145. Tagliacozzi, G. (Gaspar Taliacotius) 1546—1599 Bologna: „De Cortorum Chirurgia per Insitionem".
146. Tanner, J. C., Vandeput, J., Oiley, J. F.: The mesh skin graft. Plast. reconstr. Surg. **34**, 287 (1964).
147. Tanner, J. C., Jr., Shea, P. C., Jr., Bradley, W. H., Vandeput, J. J.: Large-mesh skin grafts. Plast. reconstr. Surg. **44**, 504 (1969).
148. Tempest, N. Michael: The emergency treatment of digital injuries. Brit. J. plast. Surg. **7**, 153 (1954).
149. Thiersch, C.: Über die feineren anatomischen Veränderungen bei Aufheilung von Haut auf Granulationen. Langenbecks Arch. klin. Chir. **17**, 318 (1874).
150. — Epidermistransplantation. Chir. Kongreßverhandl. 17 (1886).
151. — Diskussion zu einem Vortrag von A. Wölfler über die Technik und den Wert von Schleimhautüberpflanzungen. Chir. Kongreßverhandl. 17 (1888).

152. Thompson, N.: The subcutaneous dermis graft. A clinical and histological study in man. Plast. reconstr. Surg. **26**, 1 (1960).
153. — Tubular resorption of secretion in human eccrine sweat glands. Based on a histochemical study of buried autogenous dermis grafts in man. Clin. Sci. **19**, 95 (1960).
154. Ulloa, M. Gonzales: Correction of cicatricial ectropion. Plast. reconstr. Surg. **5**, 310 (1950).
155. Vallis, Ch. P.: Intralesional injection of keloids and hypertrophic scars with the dermo-jet. Plast. reconstr. Surg. **40**, 255 (1967).
156. Webster, G. V., Peterson, R. A., Stein, H. L.: Dermal overgrafting of the leg. J. Bone Jt Surg. **4**, 796 (1958).
157. Weeder, R. S., Brooks, H. W., Stephen Boyer, A.: Silicone immersion in the care of burns. Plast. reconstr. Surg. **39**, 256 (1967).
158. Weels, C., Annis, D.: Immediate skin graft in radical mastectomy. A plea for a more frequent adoption of this method. Brit. J. Surg. **36**, 401 (1949).
159. Wesser, D. R., Kahn, S.: The reversed dermis graft in the repair of decubitus ulcers. Plast. reconstr. Surg. **40**, 252 (1967).
160. Wilde, N. J.: A comparison of silver nitrate treatment with other techniques in the treatment of burns. Plast. reconstr. Surg. **40**, 271 (1967).
161. Wilkinson, T. S., Paletta, F.X.: Mesh tape for skin graft immobilization. Plast. reconstr. Surg. **44**, 31 (1969).
162. Wittmoser, R.: Die Reverdin-Plastik. Wien: Maudrich 1946.
163. Wolfe, J. R.: New method of performing plastic operations. Brit. med. J. **2**, 360 (1875).
165. Zeiss, E.: Die Literatur und Geschichte der plastischen Chirurgie. Leipzig: Wilhelm Engelmann 1863.
166. Ziegler, E.: Experimentelle Untersuchungen über die Herkunft der Tuberkel-Elemente. Würzburg 1875.
    Weitere Literaturangaben siehe bei
167. Brown, J. B., McDowell, F.: Skin grafting. Philadelphia and Montreal: Lippincott Co. 1958.

Homotransplantation. Konservierung und Lyophylisierung der Haut

168. Allgöwer, M., Blocker, G., Jr., Engley, B. W. D.: Some immunological aspects of auto- and homografts in rabbits, tested by in vivo and in vitro techniques. Plast. reconstr. Surg. **9**, 1 (1952).
169. — — Viability of skin in relation to various methods of storage. Tex. Rep. Biol. Med. **10**, 1 (1952).
170. Andina, F.: Die freien Hauttransplantationen, einschließlich der Frage der Homotransplantation. Ergebn. Chir. Orthop. **38**, 177 (1953).
171. Bauer, K. H.: Homotransplantation von Epidermis bei eineiigen Zwillingen. Bruns' Beitr. klin. Chir. **141**, 442 (1927).
172. Baxter, H., Schiller, J., Whiteside, H., Lipschutz, H., Straith, E.: The effect of ACTH on the survival of homografts in man. Plast. reconstr. Surg. **7**, 492 (1951).
173. — Entin, M. A.: Clinical study of the fate of homografts in man. Amer. J. Surg. ******, 81 (1951).
174. Billingham, R. E., Barker, C. F.: Recent developments in transplantation immunology. Plast. reconstr. Surg. **44**, 20 (1969).
175. — Krohn, P., Medawar, P. B.: Effects of cortisone on survival of skin homografts in rabbits. Brit. med. J. **1**, 1157 (1951).
176. Blocker, T. J., Jr., Washburn, W. W., Lewis, S. R., Blocker, V.: A statistical study of 1,000 burn patients admitted to the plastic surgery service of the University of Texas Medical Branch. J. Trauma **1**, 409 (1961).
177. Brown, McDowell: Skin grafting, IIIrd ed. Philadelphia, Montreal: Lippincott Co. 1958.
178. Bull, J. P., Fisher, A. J.: A study of mortality in a burn unit: a revised estimate. Ann. Surg. **139**, 269 (1954).

179. Caldani, P.: Gli innesti autoplastici ed omoplastici. Roma: Loto Editore 1965.
180. Carrel, A.: Rejuvenation of cultures of tissue. J. Amer. med. Ass. **57**, 1611 (1911).
181. — The preservation of tissues and its application in surgery. J. Amer. med. Ass. **59**, 523 (1912).
182. Chambler, K., Pitchon, L.: Moncrief method of homograft use — case report. Brit. J. plast. Surg. **21**, 402 (1968).
183. Cochrane, T.: The low temperature storage of skin: a preliminary report. Brit. J. plast. Surg. **21**, 118 (1968).
184. Converse, J. M., Donald, L., Ballantyne, Jr., Woisky, J.: The vascularization of skin homografts and transplantation immunity. Ann. N.Y. Acad. Sci. **73**, 693 (1958).
185. — Duchet, G.: Successful homologous skin grafting in a war burn using an identical twin as donor. Plast. reconstr. Surg. **2**, 342 (1947).
186. — Rapaport, F. T.: The development of tissue typing. Plast. reconstr. Surg. **44**, 9 (1969).
187. Cottier, H., Odartchenko, N., Schindler, R., Congdon, C. C.: Germinal centers in immune responses. Berlin-Heidelberg-New York: Springer 1967.
188. McGregor, Jan A.: The vascularisation of homografts of human skin. Brit. J. plast. Surg. **7**, 331 (1955).
189. Elves, M. W.: The lymphocytes. London: Lloyd-Luke 1966.
190. Fasiani, G. M.: Ricerche sull'innesto omoplastico della pelle. Arch. Sci. med. **47**, No 5 (1925/26).
191. — Sull'innesto autoplastico ed omoplastico della pelle. G. Accad. Torino **27**, 362 (1921).
192. — Ricerche sperimentali sull'innesto autoplastico ed omoplastico della pelle. Ann. ital. Chir. **1**, 941 (1922).
193. — Ricerche sperimentali sull'innesto omoplastico della pelle. Nota 2. Sul comportamento dei vasi nell'innesto autoplastico e nell'innesto omoplastico della pelle. Arch. Sci. med. **47**, 48 (1924).
194. — Ricerche sperimentali sull'innesto omoplastico della pelle. Nota 3. Sul comportamento dei nervi nell'innesto autoplastico e nell'innesto omoplastico della pelle. Arch. Sci. med. **47**, 125 (1924).
195. Gibson, T., Medawar, P. B.: The fate of skin homografts in man. J. Anat. (Lond.) **77**, 1 (1942).
196. Gibson, T., Medawar, P. B.: Homografts. Modern trends in plastic surgery, vol. 2. London: Butterworths 1966.
197. Gillmann, T., Penn, J., Bronks, D., Roux, M.: Reactions of healing wounds and granulation tissue in man to Auto-Thiersch, autodermal and homodermal grafts. Brit. J. plast. Surg. **6**, 153 (1953).
198. Griffiths, C. O.: Role of skin typing and other factors in the survival of skin homografts in man. Plast. reconstr. Surg. **42**, 328 (1968).
199. Jackson Douglas: A clinical study of the use of skin homografts for burns. Brit. J. plast. Surg. **7**, 26 (1954).
200. — Extensive burns. Modern trends in plastic surgery. London: Butterworths 1964.
201. Kearns, J. E., Reid, S. E.: Successful homotransplantation of skin from parents to son. Plast. reconstr. Surg. **4**, 502 (1949).
202. Kirchheim, J. H., Schäfer, P.: Pharmakologische Beeinflussung von Transplantaten. I. Die freie homoplastische Hautverpflanzung unter Antihistaminbehandlung. Naunyn-Schmiedebergs Arch. exp. Path. Pharmak. **215**, 256 (1952).
203. Kluzak, Titlbach, M.: Autoresorption of nonautogenous transplants: Contribution to the problem of the possibility of graft adaptation. Plast. reconstr. Surg. **39**, 512 (1967).
204. Loeb, L.: The biological basis of individuality. Physiol. Rev. **10**, 547 (1930).
205. Lexer, E.: Die freien Transplantationen. Neue deutsche Chirurgie, Bd. 26a. Stuttgart: F. Enke 1919.
206. Mathews, D. N.: Storage of skin for autogenous grafts. Lancet **I**, 775 (1945).
207. McCoy, F. J.: The value of homografts. (A case report.) Plast. reconstr. Surg. **4**, 389 (1949).
208. Medawar, P. B.: Behavior and fate of autografts and homografts in rabbits. J. Anat. (Lond.) **78**, 176 (1944).

209. Medawar, P. B.: A second study of behavior and fate of skin homografts in rabbits. J. Anat. (Lond.) **79**, 157 (1945).
210. — Immunity of homologous grafted skin. I. The suppression of cell division in grafts transplanted to immunized animals. Brit. J. exp. Path. **27**, 9 (1946).
211. — Immunity to homologous grafted skin. II. The relationship between the antigens of blood and skin. Brit. J. exp. Path. **27**, 15 (1946).
212. — Immunity to homologous grafted skin. III. The fate of skin homografts transplanted to the brain, to subcutaneous tissue, and to the anterior chamber of the eye. Brit. J. exp. Path. **29**, 58 (1948).
213. — Tests by tissue culture methods on the nature of immunity to transplanted skin. Quart. J. micr. Sci. **89**, 239 (1948).
214. Miller, T. A., Switzer, W. E., Foley, F. D., Moncrief, J. A.: Early homografting of second degree burns. Plast. reconstr. Surg. **40**, 117 (1967).
215. Mitchison, N. A.: Passive transfer of transplantation immunity. Nature (Lond.) **171**, 267 (1953).
216. Pruitt, B. A., Switzer, W. E., Moncrief, J. A., Foster, L. H., Miller, T. A., O'Neill, J. A., Sumnerlin, W. T., McIntosh, B. J., Foley, F. D., Peake, M. C., Leeuw, C. F. de, Fritsch, A. D.: Clinical operation, Burn Center. Annual Research Progress Report, U.S. Army Surgical Research Unit. Brooke Army Medical Center, Fort Sam Houston, Texas, June 1966.
217. Rabinovici, N.: The fate of skin homotransplants performed on previously X-rayed rats. Plast. reconstr. Surg. **2**, 413 (1947).
218. Ramseier, H.: Die Transplantationsreaktion als zelluläre Immunität. Basel u. New York: S. Karger 1969.
219. Rapaport, F. T., Converse, J. M.: In: Converse, Reconstructive plastic surgery. Philadelphia and London: Saunders 1964.
220. — Dausset, J.: Human transplantation. New York and London: Grune & Stratton 1968.
221. Rogers, B. O.: The problem of homografts. Plast. reconstr. Surg. **5**, 269 (1950).
222. Schöne, G.: Die heteroplastische und homoplastische Transplantation. Berlin: Springer 1912.
223. Sell, K. W., Hyatt, G. W., Gresham, R. B.: The status of the freeze-dried skin homograft in the severely burned patient. In: Research in burns **9**, 351 (1962). Washington: American Institute of Biological Sciences.
224. Trier, W. C., Sell, K. W.: United States Navy Skin Bank. Plastic and Reconstr. Surgery **41**, 543 (1968).
225. Stark, R. V.: Experimental observations on the lymphocytic response after homoplastic skin grafts and on the negative role of the reticulo endothelial system in the failure of homoplastic skin grafts. Plast. reconstr. Surg. **7**, 381 (1951).
226. Tammann, H., Patrikalakis, M.: Weitere Versuche über homoplastische Hauttransplantationen bei Vitalspeicherung. Bruns' Beitr. klin. Chir. **139**, 3 (1926).
227. Webster, J. P.: Refrigerated skin grafts. Ann. Surg. **120**, 431 (1944).
228. Williams, D. N.: The tissue bank of the Naval Medical School. Milit. Med. **6**, 407 (1961).
229. Wolf, F.: Beitrag zur homoplastischen Epidermis-Transplantation. Med. Klin. **1946, 16,** 350.
230. Wolstenholme, G. E. W., Knight, J.: The immunologically competent cell. Ciba Foundation Group, No 16. London: Churchill 1963.
230a. Woodruff Michael, F. A., Thelma Boswell: The effect of phenergan (promethazine hydrochloride) on homografts of skin and thyroid in the guinea pig. Brit. J. plast. Surg. **7**, 211 (1954).
231. Zaroff, L. I., Mills, W., Duckett, J. W., Switzer, W. E., Moncrief, J. A.: Surgery **59**, 368 (1966).
Weitere Literaturangaben siehe bei
232. Rapaport, F. T., Converse, J. M.: Skin transplantation immunity in man. In: Converse, J. M.: Reconstructive plastic surgery, vol. V. Philadelphia and London: Saunders 1964.
233. — Dausset, J.: Human transplantation. New York and London: Grune & Stratton 1968.

144

Sachverzeichnis

Abschabung der Granulationen 49
Abstoßung des Lappens bei Homo-Trans-
    plantation 85, 86
Abwehrkörper bei Homo-Transplantation
    93
Abwehrreaktion 93
ACTH 98
Agammaglobulinämie 99
Anaesthesie 34
Anatomie der Haut 67
Antibiotika-Behandlung 29, 30
Antigene des Transplantates bei Homo-
    Transplantation 94, 96
Antigenwirkung homologer lyophilisierter
    Haut 104
Antikörperbildung bei Homo-Trans-
    plantation 94
Antilymphocytenserum 98
Anti-Wirt-Reaktion 99
Aufpflanzung des Lappens 50
Augenlider-Orbita 133
Auto-Transplantation 20

Beschleunigter Abwehrtypus bei Homo-
    Transplantation 95
Blutgruppen, Frage der 93
Blutstillung 48
Braunsche Hautpfropfung 23, 112
—, Geschichte 5
Briefmarkenlappen 23

Carcinome 117
Composite dermal-fat graft 69
Cortison 98
Cutis, Verpflanzung 68
— als Füllmittel 68
—, Entnahme 69
Cutis-Umkehrplastik nach Hynes 72

Davis-Plastik 108
—, Geschichte 5
—, Lappen 23
Degenerationsvorgänge (histologische)
    10, 14
— bei Homo-Transplantation 86/87, 90
Dermatom 21
— nach Barker (Vacutom) 44
— nach Brown 41
— nach Castroviejo 42

Dermatom nach Hall-Air 42
—, Klebebelag 41, 43
—, Klebstoff (Cement) 39
— nach Padgett-Hood 37, 38
— —, elektrisch 42
— nach P.M.G. (Pariente, Miotti, Gra-
    miccia) 42
— nach Reese 41
— nach Schuchardt 42
— nach Stryker-Rolo 42
— nach Tanner-Vandeput 79, 80
Dermoabrasion 62
Dosage phenomenon bei Homo-Trans-
    plantation 95
Dreiviertellappen (s. auch three quarter
    thickness graft) 21, 22, 108/109, 111
Druckverband 28, 50, 51, 136

Elastische Fasern (Histologie) 13
Einstellung der Lappendicke 44
— — bei Spalthautlappen 44
— — bei Vollhautlappen
Entnahme der Hautlappen 32
—, Endzustand nach Abheilung 61
Entnahmestelle, Versorgung 46
—, Wahl der 32
Entzündliche Reaktionsphase 17
Entzündung (histologische) 6
—, emigrative 9
—, exsudative 9
Epithel-Aussaat (Mangoldt/Fiddes) 23
Epithelbrei (Pels-Leusden-Reschke) 23
Epithelwucherungen (histologische) 12

Fibrinschicht (Histologie) 6
—, Organisation 13
Flächenlappen-Plastik 20, 32
Freie Transplantation 20

Genitalien, männliche 134
Geschichtliches zur Cutistransplantation 67
Gestielte Transplantation 20
Gewebekammer 17
Gewebsgruppen 93

Hämangiome 115
Handverletzungen 114
Hautbank 101, 104, 105
— ad hoc 105

Hautdesinfektion an der Entnahmestelle
34
Hautersatz nach Ausschneidung
pathologischer Hautgebilde 115
— bei frischen Verletzungen 113
Hautgefäßnetz 16
Hautlappen, Konservierung 101
—, Schrumpfung 110
Hauttransplantationen, Geschichte 1
—, Technik der freien 25
Hetero-Transplantation 20
Histologische Vorgänge nach Auf-
pflanzung von Homotransplantaten 86
Homo-Transplantation 20
—, klinischer Verlauf bei der 85
— bei Verbrennungen 119 ff.

Indikationen zur Auto- und Homo-
transplantation der Haut nach
Verbrennungen 124
Individualität der Gewebe 93, 94
Individualitätsfaktoren 94
Insellappen-Plastik 20
Intermediate skin graft 21

Karbunkel
Keloid 61, 62
Kopfschwarte 132

Lappenaufpflanzung 50 ff.
Lappendicken, Einteilung 22, 44
Latente Periode bei Homo-Transplantation
93
Leichenhaut 104, 105
Lymphocyteninfiltration bei Homo-Trans-
plantation 86, 96
Lymphzirkulation, interstitielle 16
Lyophilisierung der Haut 103

Maschenlappen 23
Medium graft = midthickness graft 22
Moncrief-Methode 100

Naevi 115
Namengebung 20
Narben-Excisionen 115
Narbenhaut 112
Narbenkontrakturen 117

Ollier-(Thiersch-)Lappen 3
—, Geschichte 3
Organisationsphase 17

Physio-Pathologie der Anheilung 15
Plasmatische Zirkulation 18
„postage-stamp"-Methode 78
Pyocyaneus-Infektion 30, 55

Regenerationsfähigkeit der Epidermis 15
Regenerationsvorgänge (histologische)
10, 14
RES (Reticuloendotheliales System) 97
Rete Malpighi 10, 18, 19
—, Schwund des, bei Homo-Trans-
plantation 87, 91
Reverdin-Lappen, Geschichte der 2, 23, 107
Reverdin-Plastik 75
Runtkrankheit 99

Sensibilisierung und Desensibilisierung 97
Sensibilität, Wiederkehr an der Ent-
nahmestelle 62
Serum-Imbibitionsphase 16
Spalthautlappen 20, 21, 22, 32
Schneidegeräte 36, 37
Schrumpfung, primäre 53
—, sekundäre 110, 115
Schweißdrüsen, Verhalten nach Trans-
plantation 83
Stentmasse s. unter Wundabguß
Stripping der homologen Haut 100

Talgdrüsen, Verhalten nach Trans-
plantation 83
Tannisierung der Haut 31, 122
Technik der Lappenentnahme 35
Temporäre Transplantation (provisorische
Thierschung) 112
Thiersch-(Ollier-)Lappen, Dicke 21, 107,
111
—, Geschichte 4
Thierschung, provisorische 112
Three quarter thickness graft (s. auch
Dreiviertellappen) 21
Tiefkühlung der Haut 102
Transparente Kammer 11
Transplantation bei eineiigen Zwillingen
97, 100
—, primäre 13, 26
—, sekundäre (delayed skin grafting) 13,
26, 27
Transplantationsbereitschaft,
Beurteilung der 31
Tyrodelösung 102

Überthierschung („Overgrafting") 62
Ulcus cruris 134
Unterkiefergelenkplastik mit Cutis 69
Unterschenkel, Elephantiasis der 134

Vagina 134
Vascularisationsphase 17
Venöse Stase 28, 29
Verbandlose Behandlung 52, 57
Verbandsmethoden 50 ff.

Verbandsmethoden bei Reverdin   76
— bei Maschenlappenplastik   79
— bei der Braunschen Hautpfropfung
   80
— bei der Epithelaussaat nach v. Mangoldt-Fiddes   82
— bei Verbrennungen   122
— nach Excision von Riesenkarbunkeln
   128
Verbandwechsel, erster   59
—, —, bei Spalthautlappen   59
—, —, bei Vollhautlappen   66
— für die Spenderwunde   60
Verbrennungen   25, 33, 52, 84, 99, 118 ff.
—, elektrische   119

Vitalspeicherung   97, 98
Vollhautlappen   20, 22
— (Lawson-Wolfe-Krause)   22
—, Geschichte   2, 4, 5, 108
Vorbereitung der frischen Wunde   26
— der granulierenden —   27

White graft reaction bei Homo-Transplantation   95
Wundabguß mit Stentmasse   55, 133,
   134
Wundinfektion   29—31

Zweitverpflanzung (Second set-Reaction)
   95, 104